編集にあたって

　栄養指導の効果は、患者のデータ改善だけでなく、行動変容と食事療法の継続がみられてこそ評価することができます。食事はプライベートな空間で行われるものであり、嗜好性や習慣性など個々の食生活は多種多様です。そのため、栄養指導に定型はありません。私たち管理栄養士は、患者の生活背景や性格、病歴などを察しながら、そのときどきで栄養指導を工夫する対応力が求められ、限られた時間のなかで患者の問題点を見出し、適切な栄養指導技法を用いて行動変容できるように支援していく必要があります。

　業務年数にかかわらず、栄養指導は緊張します。一方で、経験を積むことによって栄養指導前の準備や栄養指導時の対応方法など、管理栄養士個々で視点や技術を習得しているかと思います。本書では、栄養指導をはじめるにあたっての準備と栄養指導技法について理解を深めるとともに、病態別の具体的な栄養指導を経験豊富な先生方に解説していただきました。読者のみなさんが、自信をもって栄養指導に携われるように、基本から実践までを網羅しています。現場でお役立ていただけますと幸いです。

2022 年 11 月

東京医療保健大学医療保健学部医療栄養学科准教授
北島幸枝

\患者が変わる!/ \効果がでる!/

栄養指導
ステップアップ BOOK

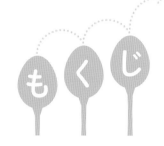

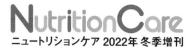

ニュートリションケア 2022年 冬季増刊

\ 患者が変わる！ / \ 効果がでる！ /

栄養指導 ステップアップ BOOK

編著
北島 幸枝
東京医療保健大学
医療保健学部医療栄養学科准教授

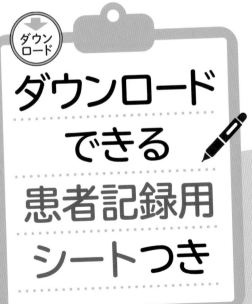

ダウンロード

ダウンロード
できる
患者記録用
シートつき

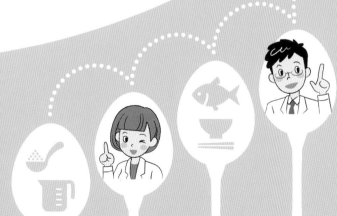

MC メディカ出版

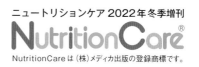
第**3**章 ステップアップポイントがわかる栄養指導のすすめ方

第**4**章 ダウンロードできる患者記録用シート ダウンロード

編集・執筆者一覧

編集

きたじま・ゆきえ
北島幸枝　東京医療保健大学医療保健学部医療栄養学科准教授

執筆者（50音順）

いしい・ゆり
石井有理　東京女子医科大学病院栄養管理部　第3章-6

いんでん・あやか
位田文香　浜松医科大学医学部附属病院栄養部主任管理栄養士　第1章-1

おおかわ・みほ
大川美穂　千葉大学医学部附属病院臨床栄養部　第3章-5

おおつ・あすみ
大津明日美　医療法人永仁会永仁会病院診療技術部栄養管理科科長　第3章-3

かわさき・ゆい
河﨑唯衣　お茶の水女子大学 SDGs 推進研究所
　特任リサーチフェロー　第2章-1・2・10

きたじま・ゆきえ
北島幸枝　東京医療保健大学医療保健学部医療栄養学科准教授　第2章-11・第4章

さかい・あつこ
坂井敦子　Office SAKAI 代表／
斉藤内科クリニック管理栄養士　第1章-2

しで・けんいちろう
幣　憲一郎　京都大学医学部附属病院疾患栄養治療部副部長　第1章-3

たまうら・ゆき
玉浦有紀　新潟県立大学人間生活学部健康栄養学科講師　第2章-3・4・5・9

つちや・はやと
土屋勇人　国立研究開発法人国立がん研究センター中央病院
　栄養管理室室長　第3章-8

なかひがし・まき
中東真紀　機能強化型認定栄養ケア・ステーション鈴鹿代表／
ナフス株式会社栄養開発室室長　第3章-9

ふじさわ・ゆうた
藤澤雄太　国立看護大学校看護学部成人看護学講師　第2章-6・7・8

ふるた・まさし
古田　雅　東邦大学医療センター大森病院
　栄養部臨床栄養管理室上席室長　第3章-7

みやざき・たくろう
宮﨑拓郎　株式会社グッテ代表取締役社長／
米国登録栄養士　第3章-9

みやなが・なおき
宮永直樹　昭和大学藤が丘病院栄養科主査　第3章-2

やまもと・みずえ
山本瑞恵　医療法人社団青泉会下北沢病院栄養科管理栄養士　第3章-1

よしうち・さわこ
吉内佐和子　関西医科大学附属病院栄養管理部・
健康科学センター管理栄養士　第3章-4

第 1 章

栄養指導を
はじめる前に

1 栄養指導の準備

浜松医科大学医学部附属病院栄養部主任管理栄養士 ● 位田文香 （いんでん・あやか）

はじめに

　入院栄養指導は、クリニカルパスのように実施する日が決められている場合や、手術やがん化学療法、放射線療法などの治療前後に実施する場合、退院前に自宅での食事療法について実施する場合などがあります。一方で外来栄養指導は、あらかじめ依頼のある場合がほとんどですが、当日に依頼がある場合もあります。とくに、依頼から指導までの時間が短い場合、医師から指示された食種について教科書どおりの栄養指導を実施するだけになっていることはありませんか？ それは、患者にとって効果的な栄養指導とはいえないかもしれません。

　このように、入院と外来で依頼の時期や実施頻度は異なります。しかし、栄養指導をはじめる前に準備しておくことは共通しています。それでは、栄養指導を担当することになったとき、事前にどのようなことを確認しておけばよいのでしょうか。本稿でわかりやすく解説していきます。

栄養指導の準備

　栄養指導の準備には、表1のように3つのステップがあります。

●ステップ1：医師の依頼内容の確認

　まずは、医師からどのような依頼がされているのかを確認します。指導日時の調整が必要であれば早急に調整します。指示食種や指導内容などについて疑問に思ったときは、依頼した医師に直接確認するようにしましょう。依頼された内容と異なる指導を実施したことでトラブルになる可能性もありますので、指導前に十分な確認が必要

表1 ● 栄養指導の準備の3ステップ

- ●ステップ1　医師の依頼内容の確認
- ●ステップ2　カルテ情報の収集
- ●ステップ3　指導媒体の準備、ガイドラインの確認

です。とくに確認すべき項目は以下のとおりです。

①**日時**：自分のほかの業務と重複していないか（予約オーダシステムの場合）。

②**食種**：指示栄養量は適切か、病名と合致しているか（加算食の場合）。

③**コメント**：「経腸栄養併用で退院するため、注入内容についても指導してください」「1週間で体重を0.5kg増やすためのエネルギーについても指導してください」など、食種以外の指示があるか。

● **ステップ2：カルテ情報の収集**

次に、患者カルテの情報を収集します。これはとても重要な準備ですが、管理栄養士の業務は栄養指導だけではありません。情報収集に費やす時間が長くなればなるほど、ほかの業務に支障が生じる可能性があるため、患者カルテの膨大な情報から、栄養指導に必要な事項に焦点をあてて情報収集することが求められます。

年齢、疾患名、現病歴、既往歴、身体所見の確認

まずは以下の項目について確認します。

①**年齢**：患者の年代によっては、患者だけではなく、キーパーソンや家族にも一緒に受けてもらう。

②**疾患名**：どのような疾患に対する栄養指導なのかを把握する。

③**現病歴**：栄養指導を実施するまでに至った経緯を確認する。

④**既往歴**：主疾患以外で注意すべき事項があるかを確認する。例として糖尿病、腎臓病、心臓病、高血圧症、肝臓病、脂質異常症、呼吸器疾患、精神疾患、ステロイド使用など。

⑤**身体所見**：身長、体重（平常時からの体重の変化、体重減少率など）、腹水、浮腫、脱水の有無などを確認する。

病態、検査値、投薬状況の把握

栄養指導の対象となる疾患は多岐にわたります。栄養指導の前に病態の理解は重要です。検査値は、すべての検査項目結果を網羅する必要はありません。疾患に関連する項目、栄養評価に必要な項目、栄養指導に関連する項目をピックアップします。ま

表 2 栄養指導を実施する前に確認しておきたい項目（文献 1 〜 6 を参考に作成）

● 消化管疾患（食道がん、胃がん、クローン病、潰瘍性大腸炎、大腸がんなど）[1, 2]
　がん：ステージ、術式（手術による影響）、化学療法のレジメン（有害事象の有無）
　炎症性腸疾患：罹患範囲、術式（手術による影響）、薬物療法の内容（有害事象の有無）
　※検査値：TP、Alb、RTP（TTR、Tf、RBP）、ChE、TLC、CRP など

● 肝疾患（慢性肝炎、肝硬変など）[1, 3]
　糖尿病および脂肪肝の合併の有無、肝性脳症や腹水、浮腫の有無
　※検査値：TP、Alb、Tcho、ChE、AST、ALT、ALP、γ-GT、T-Bil、フェリチン、PT、NH_3、BCAA/
　　AAA（BTR）、FFA など

● 胆・膵疾患（慢性膵炎、膵がんなど）[1, 4]
　膵炎：病期、消化吸収障害の程度、膵性糖尿病の程度
　がん：ステージ、術式（手術による影響）、化学療法のレジメン（有害事象の有無）
　※検査値：TP、Alb、RTP（TTR、Tf、RBP）、Tcho、FFA、Glu、HbA1c、ビタミン A・D・E・K など

● 代謝疾患（糖尿病、脂質異常症、肥満症など）[1]
　成因、合併症の有無、薬物療法の内容
　※検査値：Glu、HbA1c、GA、1,5-AG、尿（糖、ケトン）、LDL-C、HDL-C、TG、non-HDL-C など

● 呼吸器疾患（慢性閉塞性肺疾患など）[1]
　病期、呼吸機能検査（% FEV1）、画像検査（胸部 X 線）
　※検査値：RTP（TTR、Tf、RBP）、BCAA/AAA（BTR）など

● 循環器疾患（心不全など）[1, 5]
　心不全ステージ、自覚症状、画像検査（胸部 X 線、胸部 CT）、治療内容
　※検査値：Na、K、BUN、Cre、UA、T-Bil、AST、ALT、LDH、LDL-C、HDL-C、TG、BNP、NT-
　　proBNP、CK など

● 腎疾患（慢性腎臓病、慢性腎不全など）[1, 6]
　重症度分類、代謝疾患や高血圧を含む循環器疾患の有無、消化器症状、薬物療法の内容
　※検査値：Na、K、Pi、Ca、BUN、Cre、CCr、eGFR、尿（アルブミン、アルブミン /Cre、蛋白、
　　蛋白 /Cre）、TP、Alb、RTP（TTR、Tf、RBP）、Hb など

た、栄養療法の方針や投薬状況についても確認しておきましょう。とくに依頼数が多いと思われる疾患について、確認しておきたい項目を**表 2**[1〜6]に示します。

生活環境

　患者個々に応じた栄養指導を実施するにあたっては、食事療法に対する意識づけと動機づけを行うために[7]、患者の生活環境を確認することも重要です。

　住環境は、同居家族の有無を確認します。また食環境は、食事時間や食事内容、嗜好、飲酒、調理担当者を確認します。そのほかに、患者の職業や経済面も確認が必要です。

●ステップ3：指導媒体の準備、ガイドラインの確認

　ステップ1とステップ2をもとに、資料を準備します。主疾患に応じた資料媒体を軸にして、患者の状況に合わせた媒体も必要です。文字だけのものよりもイラストや写真が多いほうがよいのか、文字の大きさはどうか、多くの内容を指導するよりポイントをしぼったほうがよいのかなど、事前に患者の特性を確認できるとよいでしょう。

　自分で調理をしない患者の場合には、コンビニエンスストアで購入できる食品のリスト、外食選びのコツ、宅配食の資料なども必要に応じて用意しておきます。また、各疾患で栄養療法のガイドラインが出ている場合がありますので、最新のガイドラインも確認しておきましょう。

栄養指導をする場所の環境をととのえる

　栄養指導の準備が万全でも、指導場所の環境が劣悪では、患者が安心して指導を受けられる場所とはなりません。以下のように環境をととのえます。

●入院患者の場合

　病室で実施している場合は、まずは患者に病室で指導をしてもよいかを確認します。とくに2床以上の病室でほかの患者もいる場合は、患者の情報漏えいにもつながりますので配慮が必要です。

　面談室で実施している場合は、栄養指導の日時を病棟に連絡し、面談室の使用の可否について確認しておきます。また、指導開始前には部屋の温度を調整しておくとよいでしょう。テーブルやいすに汚れなどはないか、位置はどうか、パソコンの向きはどうかなど、患者の目線になってととのえます。

●外来患者の場合

　指導室などを使用する場合、基本的な環境整備（温度、清掃、配置など）は、入院の面談室と同様に行います。連続で何人かの患者を指導する場合は、ほかの患者の資料を持ち込むこともあると思います。別の患者の資料が、現在指導している患者の目の届くところに置かれていないかを確認します。部屋が隣接している場合や次の患者が指導室前で待っている場合は、声が漏れ聞こえていないかという音環境にも配慮します。

　また、外来化学療法室などのベッドサイドで栄養指導をすることがあるかもしれま

せん。カーテンで仕切られていても、患者の情報漏えいにつながる可能性がきわめて高いため、声のトーンなどに十分な配慮が必要です。栄養指導の内容によっては、面談室などで実施することも検討します。

そのほかに新型コロナウイルス感染症（COVID-19）対策も必要です。密接、密室を避ける、安全な距離を保つ、パーテーションを設置する、患者ごとにテーブルやいす、ドアノブなどのアルコール消毒をする、室内換気を行うなどの注意が必要です。

おわりに

栄養指導をはじめる前の準備について解説しました。十分な準備ができると、気持ちにゆとりをもって栄養指導に臨むことができ、患者の安心にもつながります。栄養指導の経験が少ない時期は準備に時間がかかると思います。回数を重ねるごとに徐々にコツを覚え、短時間でできるようになりますので、先述したステップ1、2、3の準備と指導場所の環境をととのえることを日々実践してみましょう。

●引用・参考文献 ・・

1）日本病態栄養学会編. "病態栄養と栄養療法". 病態栄養専門管理栄養士のための病態栄養ガイドブック. 改訂第7版. 東京, 南江堂, 2022, 144-370.
2）日本消化器病学会編. 炎症性腸疾患（IBD）診療ガイドライン2020. 改訂第2版. 東京, 南江堂, 2020, 168p.
3）日本消化器病学会・日本肝臓学会編. 肝硬変診療ガイドライン2020. 改訂第3版. 東京, 南江堂, 2020, 196p.
4）日本消化器病学会編. "診断". 慢性膵炎診療ガイドライン2021. 改訂第3版. 東京, 南江堂, 2021, 14-45.
5）日本心不全学会ガイドライン委員会編. 心不全患者における栄養評価・管理に関するステートメント. (http://www.asas.or.jp/jhfs/pdf/statement20181012.pdf, 2022年10月閲覧).
6）日本腎臓学会. 医師・コメディカルのための慢性腎臓病生活・食事指導マニュアル. (https://cdn.jsn.or.jp/guideline/pdf/H26_Life_Diet_guidance_manual-s.pdf, 2022年10月閲覧).
7）鈴木壱知ほか監修. "臨床分野で必要な基礎知識：栄養指導：個人". 臨床栄養認定管理栄養士のためのガイドブック. 東京, 東京医学社, 2016, 247.

2 栄養指導で引きだすこと、伝えること

Office SAKAI 代表／斉藤内科クリニック管理栄養士 ● 坂井敦子
（さかい・あつこ）

栄養指導で引きだすこと

　一般的に、栄養指導の場において患者から引きだす内容は、食習慣（回数、時間）、嗜好、調理担当者などの食に関連すること、また栄養指導歴などの食の知識に関連することに加え、診察時に医師から受けた疾患や治療に対する説明内容を聞くことで、その理解度がどの程度なのかを把握することができます。さらに、それに対する気持ちだけでなく、一見、食行動とは無関係で軽視しがちな生きがいや家族との関係など、社会心理的な内容も情報資源ととらえて聞きとりをします。食行動は、図1に示すように、さまざまな要因が直接的に、あるいは間接的に複雑に絡み合って決定づけられています。そのため「どのようなささいな情報であっても、食行動と関連している可能性を考え聞きとっておく」という気持ちをもつことが大切です。

情報の引きだし方

　一般的に、患者から情報を引きだす際は、「はい」「いいえ」で答えられる「限定質問（クローズド・クエスチョン）」によるところが大きいかと思われます。限定質問は、深く考えることなく返答が可能であるため、患者に負担をかけずに情報収集ができるという利点があります。しかしながら、限定質問を多用すると、相手を誘導したり詰問になる場合があるため注意が必要です。また、限定質問では、患者の本心を引きだすことがむずかしいため、心理的な要因にアプローチをしたい場合には、答えが「はい」「いいえ」にとどまらない「拡大質問（オープン・クエスチョン）」を用いるようにします。

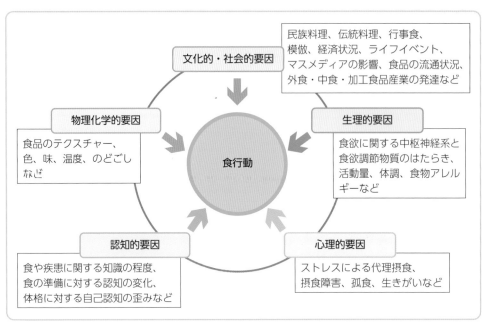

図1 ● 食行動に関連している要因

文化的・社会的要因
民族料理、伝統料理、行事食、模倣、経済状況、ライフイベント、マスメディアの影響、食品の流通状況、外食・中食・加工食品産業の発達など

物理化学的要因
食品のテクスチャー、色、味、温度、のどごしなど

生理的要因
食欲に関する中枢神経系と食欲調節物質のはたらき、活動量、体調、食物アレルギーなど

食行動

認知的要因
食や疾患に関する知識の程度、食の準備に対する認知の変化、体格に対する自己認知の歪みなど

心理的要因
ストレスによる代理摂食、摂食障害、孤食、生きがいなど

表1 ● 限定質問と拡大質問の例

限定質問の例	拡大質問の例
● 朝食は食べますか？ ● たばこは吸いますか？ ● 野菜は食べますか？	● 病気とどのようにつきあっていきたいと思われていますか？ ● 何があれば、うまくいくようになると考えていますか？ ● 血糖コントロールがよくなったら、何をしたいですか？

　ただし、拡大質問は考えてから答える必要があるため、考えることに慣れていない患者に対しては使いすぎないよう注意します。また、考える時間が必要となるため、患者に考えているそぶりがみられた場合は、沈黙を恐れず、患者の考えがまとまるまで、非言語的メッセージに注意を向けながら待つことが大切です。限定質問と拡大質問の例を**表1**に示します。

情報を引きだすときの注意点

　患者に早くよくなってほしいという気持ちから、私たちは、疾患に関連する問題行動がみつかった場合、即座に訂正を行おうとしがちかもしれません。しかしながら、

表2 ● 問題行動の背景を探る拡大質問例

- ●○○を食べている理由（きっかけ）を教えていただけますか？
- ●××をする（あるいは、しなくてすむ）日は、どのようなときですか？

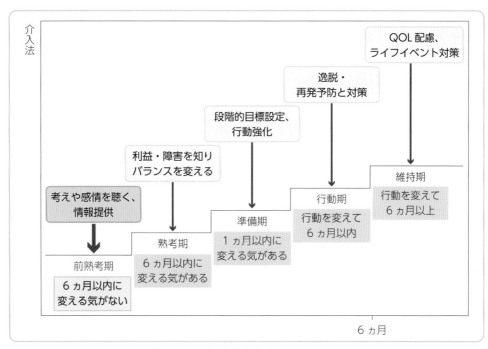

図2 ● 行動変化への準備状態と介入法（文献1を参考に作成）

否定ばかりが続くと患者との信頼関係を構築できません。患者の話す意欲はそがれ、継続指導がむずかしくなります。

　長年にわたって形成されてきた食習慣や食に対する価値観を、一度の栄養指導ですべて改善することは困難であるということを心に留めておきましょう。患者の食行動に問題があっても、いったんは受容するという気持ちが大切です。その問題行動が継続してくり返される背景に、患者の気持ちや行動にプラスに作用する面があることを認識し、その点を表2のような拡大質問で引きだすことが大切です。

栄養指導で伝えること

　プロチェスカが提唱した健康行動理論の一つである「変化のステージモデル（図

表 3 ● 傾聴のポイント

①話をさえぎらず、最後まで聴く
②受容的なうなずきやあいづちを打つ
③相手の価値観を大切にし、それを受容する
④話のキーワードをくり返す
⑤相手の話を要約し、確認する
⑥相手に共感する
⑦沈黙を受け入れる

表 4 ● 提案のポイント

①許可をとってから「提案」する
②「提案」前に相手の話を十分に聴く
③シンプルで具体的な「提案」をする
④自由に「Yes」「No」の選択をさせる
⑤「提案」は 1 回に一つとする

2)」[1] では、6ヵ月以内に行動変容を起こす気持ちのない「前熟考期（無関心期)」の患者に対しては、考えや感情をしっかりと傾聴（**表 3**）しつつ、知識が不足している箇所の情報を客観的に提供していくことが大切であると説いています。

栄養指導で伝える情報とは、食や疾患に関するあらゆる知識です。また、場合によってはほかの職種と連携をとりながら、生活習慣、運動、薬剤などの知識についても伝えます。そのためには、管理栄養士自身もつねに自己研鑽に努め、食以外の知識についても習得を怠らないようにすることが大切です。ただし、万が一、患者の質問に即座に答えられなくても焦る必要はありません。次回の栄養指導時に返答できるよう準備をしておけば大丈夫です。また、同じ内容の知識を与える場合においても、個々の患者の認知や知識の程度に合わせ、専門用語をわかりやすく、かみ砕いて伝える工夫が必要です。

もし患者の知識や経験がないためにゴールや目標へ到達できない場合は、専門家の立場から必要な知識や解決方法を「提案」というかたちで患者に伝えます。「提案」の特徴は、相手に「はい」あるいは「いいえ」といえる自由があることです。「はい」しか選択できない状況は、「提案」ではなく「指示、命令」です。効果的な提案をすれば、患者は専門家としての提案にしっかりと耳を傾け、自分のゴールが明確になり、目標に向かって行動を起こすようになるでしょう。

効果的な提案の方法は**表 4** の 5 つです。まずはしっかりと傾聴し、その後「一つ提案してもよいですか？」と許可をとってから「提案」することが大切です。許可がない場合は、指示、命令になるため気をつけましょう。

●引用・参考文献 ・・・

1) Prochaska, JO. et al. Stages and processes of self-change of smoking : toward an integrative model of change. J. Consult. Clin. Psychol. 51 (3), 1983, 390-5.
2) 坂井敦子. 糖尿病・腎臓病・透析患者のやる気を引き出すコーチング：患者指導が劇的に変わる! 大阪, メディカ出版., 2018, 224p.

3 医師からの栄養指導の依頼を 継続してもらうために

京都大学医学部附属病院疾患栄養治療部副部長 ● 幣 憲一郎
しで・けんいちろう

医師から栄養指導依頼を継続してもらうために 考えるべき視点

　「医師から栄養指導の依頼を継続してもらう」という課題をクリアするためには、二つの視点で考える必要があると考えています。

　まず、みなさんの栄養指導における「患者満足度と治療効果」は高いものでしょうか。医師が栄養指導を依頼して、食事内容の改善に伴い患者の治療効果が上がれば、おのずと栄養指導を依頼する機会が増えると考えます。しかし、この対応だけで栄養指導件数が増えない（医師から依頼してもらえない）と嘆いているのは、本末転倒だといわざるをえません。

　もう一つの視点とは、管理栄養士に栄養指導を依頼したことによる「医師の満足度」がどれだけ高いかということです。依頼を継続してもらうためには、この視点が大きく関係していることを理解しなければなりません。

　すなわち、栄養指導（報告）はどこを向いて対応しているのかが重要であると考えます。また、医師が期待している内容（治療に結びつく情報や依頼意図への回答）が適切に情報共有されれば、栄養指導依頼が継続される流れになると考えます。

医師へのフィードバック

　臨床現場で活躍するための管理栄養士教育で、私が伝えている大切な点として「患者に、食生活の問題点を伝え改善してもらうことだけが栄養指導ではなく、依頼してくれた医師へのフィードバック（情報共有）がとても重要になる」というものがあり

ます。すなわち、医師は時間的制約のある診察の場では対応することができない「食生活・食習慣の改善」を管理栄養士という専門職に依頼したわけなので、その点の情報はフィードバック（情報共有）する必要があります。けっして具体的な課題ではなくても、各種疾患の治療に関連する内容を意識して報告することが必要ではないでしょうか。

　医師は、たとえば「糖尿病患者の HbA1c が下がればよい！」という結果だけを求めて栄養指導を依頼しているわけではないため、「管理栄養士がどのような点に着目して改善に結びついたのか」といった情報を共有することは、医師による運動処方、薬剤処方にも大きく影響すると考えています。

　そのため、くり返しになりますが、管理栄養士は栄養指導を依頼した医師の意思をくみとる（医師はなぜこの患者に栄養指導が必要と考えたのかを推察する）ことが必要になり、そこに応えなくてはなりません。

報告書の記載内容

　患者への栄養指導内容は、報告書として通常（電子）カルテなどに記載され、情報共有されていると思います。しかしそこで、報告書に用いられる SOAP 形式の記述とは別に、医師への報告を別項で追加記載することにより、医師から栄養指導の依頼を継続してもらうことにつながると考えています。図に実際の報告例を示すので参考にしてください。

システム的課題の対策

　医師から「栄養指導のシステム的な課題を抱えている」と相談を受けることがあります。栄養指導のシステム的な課題とは、継続的に栄養指導を依頼しても、毎回担当の管理栄養士が代わり、指導効果が十分に得られないばかりか、患者が満足していないということです。

　私たちは、外来栄養指導を受ける患者には、つねに同じ管理栄養士が対応できるように、「曜日担当制のシフト管理」を実践しています。医師の診察は基本的に同じ曜日で実施されるため、医師と管理栄養士のコミュニケーションもスムーズになります。また、継続栄養指導を再予約する場合も基本的に医師の診察日に合わせることができ

S：体重が減りません。……
O：HbA1c 8.2%、BMI 21.5kg/m^2。……
A：…………
P：………………

＊主治医の先生へ

追加記載例①：本日、Aさんの栄養指導を担当させていただきました。現体重（BMI）には問題ないと評価され指示エネルギー量を設定いただきましたが、本日の身体計測（InBody®など）結果より、骨格筋量が非常に少なく、体脂肪量の多さが問題となる（サルコペニア肥満）患者であると推察されました。
　つきましては、レジスタンス運動の処方をお願いできればと考えます。われわれは、指示エネルギー量の範囲で必要量のたんぱく質を確保した食生活へ改善できるようフォローアップさせていただきますので、ひき続き継続的な栄養指導の依頼を何卒よろしくお願い申し上げます。

追加記載例②：本日、Bさんの栄養指導を担当させていただきました管理栄養士のNです。ご本人によると、テレビなどで「低炭水化物食」の話題を知り、血糖管理のため実践されているとのことです。主食はまったく摂取せず、肉類中心の食生活となっており、炭水化物エネルギー比は20%程度と推定されました。今回、処方されましたSGLT2阻害薬の効能・効果に、炭水化物量の少なさが危惧されますので、薬剤処方ご検討の際に本情報をご活用いただければ幸甚です。

図 ● カルテの栄養指導報告書の追加記載例

るので、継続依頼にも効果的であると考えています。

患者の満足度とともに医師の満足度も上げる栄養指導を

　患者への栄養指導を実践し、効果を上げて治療に貢献することはもちろん、多種多様な食生活パターンを有する患者にもっとも適した食事改善点を医師と共有し、場合によっては栄養処方内容について変更依頼をすることは、最終的には患者満足度とともに、医師の満足度も上げることができると考えています。ぜひ、栄養指導報告の見直しにより継続依頼のきっかけをつくることと、医師とのコミュニケーションを図ることを実践してみてください。

MEMO

第 2 章

栄養指導の技法

1

刺激 - 反応理論
（行動強化法ほか）

お茶の水女子大学SDGs推進研究所特任リサーチフェロ ● 河﨑唯衣 (かわさき・ゆい)

行動視点のアドバイスを取り入れる

　「気をつけているのだけど、つい食べすぎてしまうのだよね」。栄養指導の場で、このような患者の声を耳にする人は多いのではないでしょうか。では、それに続く質問には、次のうちどちらを用いていますか？

①どのような食べものを食べすぎてしまうのですか？

②どのようなときに食べすぎてしまうのですか？

　この２つの質問の違いは何でしょうか。①は、食べものに焦点をあてています。この質問には「甘いものがやめられなくて」といった食べものに関する回答が予想されるため、食べものの話を中心に会話がすすむ可能性が高いです[1]。②では、行動に焦点をあてています。「仕事の合間についお菓子をつまんでしまうのです」といった回答から、行動を中心に会話がすすむことが予想されます[1]。

　食べものの視点だけでなく行動視点のアドバイスを取り入れると、「わかっているけれど、できない」のジレンマを断ち切るきっかけをつかめるかもしれません。その際に重要なのは、患者の行動分析を詳細に行うことです。食行動は習慣化され、鎖のように連なってパターン化されています。そのため、行動分析を用いた栄養指導では、問題行動（お菓子を食べる）が起こる際の生活行動や心の動きを詳細に聞きとります（図1）。冒頭の患者は、オフィス内の、共用のお菓子箱が目に入る位置で休憩しています。「小腹が空いているな」と思っていたところに、同僚がお菓子を取って食べているのをみると、自分も自然に手が伸びてお菓子をつまんでいました。この「オフィスで休憩中にお菓子を食べる」という行動の鎖を断ち切るために、どのような提案ができるでしょうか。

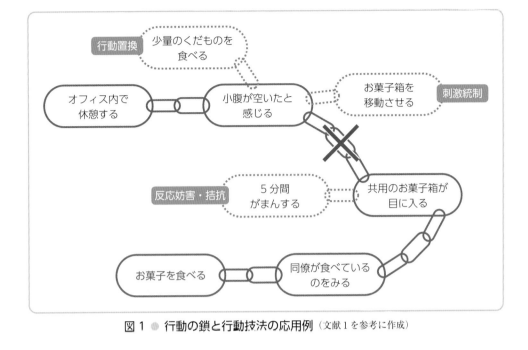

図1 ● 行動の鎖と行動技法の応用例（文献1を参考に作成）

刺激 - 反応理論とは

　行動の鎖を断ち切るための提案には、刺激 - 反応理論から派生した技法が用いられます（表）。刺激 - 反応理論は動物実験をもとに確立された理論ですが、人の食行動にもあてはめることができます（図2）。

　人は、食べもののにおいや広告、空腹感による刺激を受けて食べものを食べます。その結果として、満足感を得られる、リラックスできる、気晴らしになるなどの望ましい結果が得られます。すると、次に同じ刺激を受けた際、その行動がくり返されます（強化）。一方、食べものが原因でひどい腹痛を起こしてしまったとします（望ましくない結果）。すると、次に同じ食べものを目にしたとき、人によっては食べるのをやめるようになります（弱化）。「魚介類にあたって以来、その魚介類を食べられなくなった」という経験のある人もいるのではないでしょうか。

　このように、行動の結果によって次の行動が減ったり増えたりすることをオペラント強化といいます。食事療法では、「休憩中のお菓子を控える（反応）」→「医療スタッフや家族・友人から褒められる（望ましい結果）」→「次の日もお菓子を控える（強化）」というふうに活用されています。

表 ● 行動分析における技法の内容と提案の例

技法	内容	提案の例
刺激統制	刺激をコントロールする方法	同僚に協力してもらって、お菓子箱を目立たない場所に移動できませんか？／オフィス内ではなく、屋外に出て休憩してみてはいかがですか？
行動置換	問題行動を別の行動に置き換える方法	家からくだものをもっていき、休憩時にはそれを食べたらいかがですか？
反応妨害・拮抗	刺激による反応を抑え込むことで、その刺激による反応を起こしにくくすること	食べたくなったら5分間がまんして、あらためてもう一度食べたいかを考えてみませんか？
オペラント強化	目的とする行動が強化されるような結果が得られるように工夫する方法	お菓子を控えた日は、帰り道でご褒美を買ってみてはいかがですか？ ※ご褒美は食べもの以外のものが望ましい。

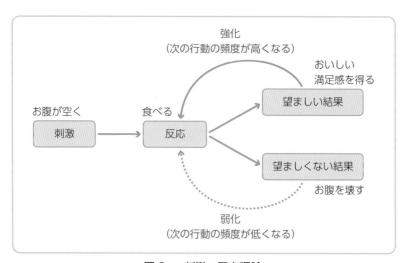

図 2 ● 刺激 - 反応理論

刺激 - 反応理論を用いた患者への提案例

　図1の例では、休憩時に食べるものをお菓子から少量のくだものに変えること（行動置換）、お菓子箱を目立たない場所に移動させること（刺激統制）、「食べたい」と思ったら5分間がまんして、あらためてもう一度食べたいかを考えること（反応妨害・拮抗）、お菓子を控えた日には、帰り道で自分にご褒美を買うこと（趣味に関連するも

のなど、食べもの以外が望ましい：オペラント強化）などの提案が考えられます。患者自身が自発的に取り組みやすい行動を提案できるようになるとよいですね。

＊　＊　＊

刺激 - 反応理論を用いた技法は、行動に焦点をあてたアプローチなので、ある程度病識があり、食事療法に対して前向きな患者に向いています。食事療法に関心のない患者には、まず、心のもちよう（＝認知）にはたらきかける支援を通じて、行動変容の「やる気」を起こしてもらいましょう（26 ページ）。

●引用・参考文献 ・・・

1）赤松利恵. 健診後の生活習慣改善指導のポイント：食行動編. 総合健診. 47（6）, 2020, 647-52.

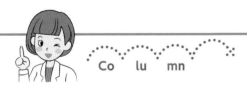

Co lu mn

食欲をひき起こす刺激

　日常生活には、食欲をひき起こす多様な刺激が存在します。これらの刺激は人の本能にはたらきかけるため、非常に強く抵抗しづらいといわれています。たとえば、食べものをみる、においを嗅ぐ、テレビや SNS で広告をみるなどの外的な刺激は、五感にはたらきかける刺激です。また、空腹感や疲労感などは内的な刺激にあたります。さらに、不安や怒り、後悔、孤独感などの精神的なストレスも、人によっては食欲をひき起こす内的な刺激となります。仕事で疲れたとき、ストレスがたまったときに食べすぎてしまった経験のある人も多いでしょう。患者の問題行動がどのような刺激によって起こるのか、さまざまな方向から聞きとることが大切です。

2

トランスセオレティカルモデル
（変化ステージモデル）

お茶の水女子大学SDGs推進研究所特任リサーチフェロー ● 河嵜唯衣

さまざまな患者の行動変容をどのように促すか

　ある日の外来栄養指導です。この日は、減塩の必要な患者が3人来院しました（図1）。Aさんは、家族からいわれて仕方なく来院しています。Bさんは、食事療法の必要がない他疾患の治療で検査を受けたところ、血圧が急に上がっていたために驚き「何とかしなくては」と考え来院しています。Cさんは、最近、食塩の多い食品を控えるようになり、上手な減塩の仕方について情報を得るために来院しています。

　同じ減塩指導のオーダーでも、対象となる患者の考え方や心身の状態は三者三様です。管理栄養士としてどのような声かけをすれば、Aさん、Bさん、Cさんの行動変容を促すことができるでしょうか。

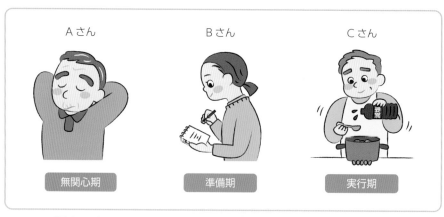

Aさん　　　　　　　Bさん　　　　　　　Cさん

無関心期　　　　　準備期　　　　　　実行期

図1 ● トランスセオレティカルモデルにおける変容ステージの例

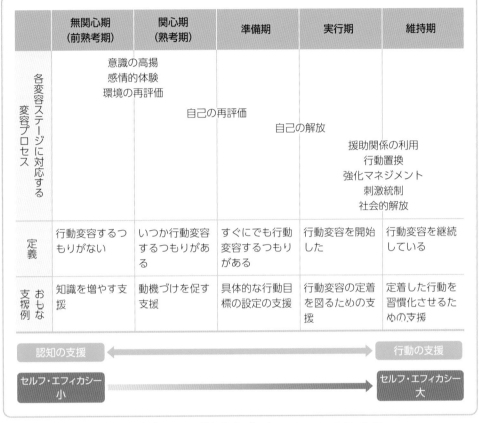

	無関心期 (前熟考期)	関心期 (熟考期)	準備期	実行期	維持期
各変容ステージに対応する変容プロセス	意識の高揚 感情的体験 環境の再評価	自己の再評価	自己の解放	援助関係の利用 行動置換 強化マネジメント 刺激統制 社会的解放	
定義	行動変容するつもりがない	いつか行動変容するつもりがある	すぐにでも行動変容するつもりがある	行動変容を開始した	行動変容を継続している
おもな支援例	知識を増やす支援	動機づけを促す支援	具体的な行動目標の設定の支援	行動変容の定着を図るための支援	定着した行動を習慣化させるための支援

認知の支援 ←――――――――――→ 行動の支援

セルフ・エフィカシー 小 ―――――――――→ セルフ・エフィカシー 大

図 2 ● 変容ステージと変容プロセス（文献 1 を参考に作成）

トランスセオレティカルモデルとは

●対象者の心身の準備状態に着目する

　日常の臨床栄養管理や栄養指導で、病態に応じて指示栄養量が異なるように、患者の心身の準備状態に応じて、必要な声かけや情報提供の内容も異なります。また、同じ患者でも、時と場合により食事療法に対する心身の準備状態は異なります。このように、行動変容に対する対象者の心身の準備状態（準備性）に着目し、行動変容を長期にわたり行ったり来たりする一連のプロセスであると考えたモデルがトランスセオレティカルモデル（変化ステージモデル）です（図 2）。

　トランスセオレティカルモデルでは、対象者の準備性に基づいて、変容ステージを無関心期（前熟考期）、関心期（熟考期）、準備期、実行期、維持期の 5 つに分類して

表 ● 変容プロセスと声かけの例

変容プロセス	内容	声かけの例
意識の高揚	行動変容のメリットに気づき、行動変容に関する新しい情報を収集して理解すること。	食塩のとりすぎは、動脈硬化にもつながる「高血圧」のリスクを高めます。
感情的体験	行動変容しなかった際に起こる否定的な感情を想像し、「このままではいけない」と感じること。	塩辛いものを食べすぎてしまったとき、どのような気持ちになりますか？
自己の再評価	行動変容によるメリットとデメリットを想像し、行動変容が自分にとって重要だと気づくこと。	調理法を工夫すれば、おいしく減塩できますよ。
環境の再評価	行動変容することでおよぼす周囲への影響を想像すること。	あなたが減塩すると、家族も一緒に減塩できますよ。
自己の解放	行動変容をはじめると決心すること。その決心を周囲に公表すること（＝目標宣言・行動契約）。	今日立てた目標を、紙に書いて自宅のみやすいところに貼ってみましょう。
援助関係の利用	他者からの援助を活用し、行動変容に役立てること。	家族にも、食事の工夫を伝えて協力してもらいましょう。
行動置換	問題行動を、望ましい行動に置き換えること。	お昼はめん類以外の料理を選んでみませんか？
強化マネジメント	報酬（ご褒美や罰）を与えること。	減塩の目標を達成したら、何かご褒美を購入するのはいかがですか？
刺激統制	問題行動の刺激を取り除き、行動変容につながる刺激を与えること。	食塩を多く含む食品を、家に置くことをやめてみませんか？
社会的解放	行動変容に影響をおよぼす環境要因に気づき、それを活用すること。	ふだん行くスーパーマーケットで、減塩食品を探してみましょう。

います。変容ステージをすすめて行動変容を促すための方法として、10の変容プロセスが提案されています。各変容ステージと変容プロセスの詳細を、図2、表にまとめました。栄養指導では、対象者がどのステージにいるかを特定し、ステージに合わせた声かけや支援を行うことで、行動変容を促すことができると考えられています。

●対象者の変容ステージに合わせてアプローチを変える

　トランスセオレティカルモデルでは、行動変容を実施する前後、つまり前熟考期～準備期と実行期・維持期で、支援（変容プロセス）の内容が異なります（表）。前者は対象者の認知（行動変容に対する気持ちや考え方）に、後者は行動にアプローチしま

す。

　認知に対するアプローチでは、行動変容のメリットを増やしデメリットを減らすことで、両者のバランス（意思決定バランス）を変化させ実践につなげます。その際「それならできそうだ」という行動変容に対する自信（セルフ・エフィカシー）をつけられるように工夫して支援しましょう。対象者にとって取り組みやすい目標からはじめてみることが有効です（**31 ページ**）。

　認知を行動に移す際、つまり準備期から実行期への移行時には、目標宣言（行動契約）が有効だといわれています。日常生活でも、親しい人に向かって「毎日 30 分勉強する」などと宣言した経験のある人はいるでしょう。栄養指導においても、目標宣言書を作成して行動変容を促す例がよくみられます（自己の解放）。この技法を活用する際には、目標設定は、具体的な行動に焦点をあてましょう。たとえば「1 日の食塩摂取量を 6g 未満にする」ではなく「毎食食べている漬けものを 1 日 1 回に減らす」などが望ましい行動目標です。

　行動に対するアプローチは、刺激 - 反応理論（**22 ページ**）を活用して行動変容を定着させることを目的としています。前項で解説したような、望ましい行動を強化する内容を主としています。ふだんの食行動を分析し、失敗しやすい場面はどこか、うまく乗り切るためにはどうすればよいかを、対象者とともに（できれば対象者主体で）考えることができれば、行動の定着につながるでしょう。

トランスセオレティカルモデルを用いた支援例

　冒頭の支援例に戻りましょう（**図 1**）。A さんは、減塩の必要性を十分に認識しておらず、すぐに行動変容するつもりはなさそうなので、無関心期（前熟考期）にいると思われます。この場合、まず病識をもってもらうことが重要なので、減塩の重要性に関する情報提供など、知識を増やす支援が有用であると考えられます（意識の高揚：**図 2**）。声かけの内容は「食塩のとりすぎは、動脈硬化にもつながる高血圧のリスクを高めます」などが有効でしょう（意識の高揚）。

　B さんは、すぐにでも行動変容をするつもりなので、変容ステージは準備期に該当します。B さんには、実践しやすい具体的な行動目標を設定するなどの支援が有効である可能性が高いです。有効な声かけには、「スーパーマーケットで買いものをする際には栄養成分表示を確認し、食塩 2g 未満のお弁当を購入してはどうですか？」とい

った内容が考えられます。設定した目標は、目標宣言書を作成して、よく目につくところに貼ってもらうとよいでしょう（自己の解放）。

　Cさんは、行動変容をはじめたばかりなので実行期にいます。「家族にも、食事の工夫を伝えて協力してもらいましょう」といった声かけを通じて、新しい行動の定着を図る支援が有用でしょう（援助関係の利用）。

＊　　＊　　＊

　なお、トランスセオレティカルモデルで焦点をあてる行動は、具体的に設定すると効果的です。同じ減塩に関する行動でも、漬けものを控える行動と、めん類の汁を残す行動に対する変容ステージは異なる可能性があります。

　技法として認識すると、とっつきづらく感じる人もいるかもしれません。しかし、「相手の言葉や行動から状況を察して、必要な声かけや支援は何かを考える」という作業は、日常業務や生活のなかで自然に行っている人も多いのではないでしょうか。ぜひ、栄養指導業務にトランスセオレティカルモデルを活用してほしいと思います。

●引用・参考文献 ・・・

1）Prochaska, JO. et al. Changing to Thrive : Using the Stages of Change to Overcome the Top Threats to Your Health and Happiness. Minnesota, Hazelden Publishing, 2016, 260p.

3

スモールステップ
（ステップ・バイ・ステップ法）

新潟県立大学人間生活学部健康栄養学科講師 ● 玉浦有紀
たまうら・ゆき

社会的認知理論：
食行動にかかわる背景を広い視野でみるために

　たとえば、ダイエット中の人が「おかわりすることをやめる」など、人が行動を変える（行動変容）には、個人の考え方（認知）や感情などの個人内要因のみでなく、その行動をするための知識やスキルの能力（行動要因）、その行動を後押しする周囲の状況（環境要因）も、互いに影響し合いながらかかわるといわれています（図1）[1]。

　本稿からとりあげるスモールステップ、セルフモニタリング、ピア・サポートを考える前に、その社会的認知理論の相互決定主義を少し紹介したいと思います。

　まず、同じような肥満体型だった人から「ご飯のおかわりをしなくなったら、体重が減って体調がよくなった！」と、見た目もすっきりした姿を前に話を聞くと、「自分も体重が減れば、もう少し身軽に動けそう」といった気持ちや「自分もご飯のおかわりをやめることくらいはできるかもしれない」といった思いなど、行動をとると望ましい結果につながりそうという結果期待や、行動をとることへの自信（セルフ・エフィカシー）が高まるかもしれません（環境要因→個人内要因）（40ページ）。また、「昼食を抜くと夕食でドカ食いしてしまう」「夜に食べすぎたら翌朝の体重が増えている」など、どのようなときに食べすぎてしまうかや体重が増えてしまうかが理解できると、自分の行動を見直すきっかけとなり（自己制御）、その行動を改善することで、夕食をとりすぎないようにできたり体重が減ったりすれば、結果期待や自信にもつながることが期待できます（行動要因→個人内要因）（36ページ）。

　このように、社会的認知理論から人の行動にかかわる個人の要因（個人内要因）を、行動要因や環境要因とつなげてとらえることで、より行動変容につながりやすい支援

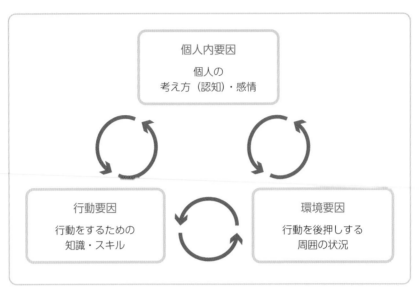

図1 ● 相互決定主義（文献1を参考に作成）

```
┌──────────────────────────────────────┐
│            個人内要因                  │
│            個人の                      │
│       考え方（認知）・感情              │
│                                        │
│                                        │
│     行動要因              環境要因      │
│   行動をするための      行動を後押しする │
│     知識・スキル          周囲の状況    │
└──────────────────────────────────────┘
```

を考えやすくなることが期待できます。

スモールステップで高めたい「セルフ・エフィカシー」とは

　スモールステップは、行動の達成目標を少しずつ段階的に上げていくことで、行動変容に対する自信（セルフ・エフィカシー）を高める方法として期待されています。社会的認知理論では、実際にその行動をとれるかどうかを決定する個人の要因に、ある行動を実行した場合の結果に対する期待やイメージである結果期待と、その結果のために必要な行動をどの程度うまく実行できるかという自信（セルフ・エフィカシー）の2つがあることと、このどちらもが高ければ、その行動をとる可能性も高くなることが報告されています[1]（図2）[2]。

　たとえば前述の「夕食で過食しない」という行動について、「夕食を控えて体重が減れば、もう少し身軽に動けそうという気持ち（結果期待）」や「ご飯のおかわりは減らせそうという気持ち（セルフ・エフィカシー）」の高さが、実際に量を調整できるかにかかわると考えられます。とくにセルフ・エフィカシーは、体重や血糖など慢性疾患の病態のコントロールにつながる食事や運動、服薬といったセルフケア行動を予測す

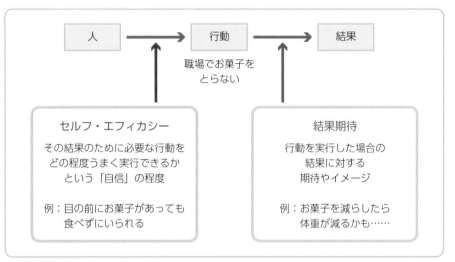

図2 ● 行動変容に対する自信（セルフ・エフィカシー）と結果期待（文献2を参考に作成）

る要因として着目されています。

成功体験を獲得し セルフ・エフィカシーを高めることがポイント

　では、セルフ・エフィカシーはどうすれば高められるのでしょうか。セルフ・エフィカシーは、遂行行動の達成（成功体験）、代理的経験、言語的説得、情動的喚起の4つにはたらきかけることで高められると考えられています[3]（**表1**）[2]。

　スモールステップは、行動の達成目標を少しずつ段階的に上げていくことで「成功体験」を積み重ねていく行動変容技法です[3]。たとえば「夕食のご飯のおかわりをしなかったら、翌日は朝からお腹が空き体調もよかった！」という経験をすると、「もう1日続けてみよう！」「このくらいなら毎日できるかもしれない！」というように、1つの目標達成（＝成功体験）から次の段階の目標も達成できると思う気持ち（セルフ・エフィカシー）が高まり、セルフケア行動を継続しやすくなります。

成功体験につながる鍵は「目標設定」

　成功体験を得るには、確実に実行できるような目標を立て、それを達成していくこ

表1 ● セルフ・エフィカシーを高める4つの情報源 （文献2を参考に作成）

情報源	具体的内容	例
遂行行動の達成（成功体験）	実際にやって「できた」という経験をすること	「昼食を食べたら、夕食は食べすぎずにいられた」という経験
代理的経験	他人がしていることをみたり、話を聞くこと	ダイエット中の同僚が、定食店で大盛りではなく普通盛りを頼む様子をみる
言語的説得	自分で言い聞かせたり、周りから励まされること	管理栄養士から「○○さんならできますよ」と声をかけてもらう
情動的喚起	行動と関連する体調（生理状態）を自覚し、コントロールすること	食べすぎそうなとき、ストレスがたまっていないかを振り返り、冷静になる

表2 ● 目標設定におけるSMART

S（specific）	いつ、何を、どのくらいなどが具体的な目標に（例：夕食のご飯を150gにする）
M（measurable）	○×で達成状況を評価しやすい目標に
A（achievable）	今の生活でできそうなレベルの目標に
R（relevant/realistic）	結果目標（1ヵ月で3kg痩せるなど）ではなく行動目標に
T（time-bound）	期限つきの目標に（例：次回の栄養指導日まで）

とが大切です。無理な目標を立ててしまうと、うまく行えなかったとき「やはり自分には向いていない……」とあきらめてしまう可能性があります。そうならないためにも、まずは患者自身が「できそう」と思える目標にする必要があります。それには、よく対象者の考えを聞き、話し合って目標を決めることが欠かせません。何に焦点をあてて目標を立てるかについても意識してみると、スモールステップにつながる目標設定ができるかもしれません。

　スモールステップで目標設定を行ううえでは、SMART（specific：具体的に、measurable：測定可能な、achievable：達成可能な、relevant/realistic：現実的な、time-bound：期限つき）を意識できると、対象者自身が成功体験を感じやすくなり、行動変容やその継続を促しやすくなることが期待できます[2]（**表2**）。

●引用・参考文献 ・・・

1) Contento, IR. et al. Nutrition Education : Linking Research, Theory, and Practice. 4th ed. Massachusetts, Jones & Bartlett Learning, 2021, 138-41.
2) 永井成美ほか編. 栄養教育論. 第2版. 東京, 中山書店, 2022, 160p, (Visual 栄養学テキスト).
3) Bandura, A. Self-efficacy : toward a unifying theory of behavioral change. Psychol. Rev. 84 (2), 1977, 191-215.

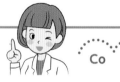 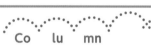

Co lu mn

アジェンダの設定

　「アジェンダの設定」とは、患者との話し合い（栄養指導）のなかで、どのようなことを課題として取り上げるかをさします。たとえば管理栄養士が、ある糖尿病患者のアセスメントで、「血糖コントロールが改善されない理由は食事量が多いこと（過食）だ」と考えたとします。しかし、その患者は食事の改善には関心がなく「運動はもっと増やしたいけれど……」「たばこはよくないのかな？」など、過食とは異なる健康行動を課題として考えている場合があります。その場合、まずは患者が興味のある行動に焦点をあて（アジェンダの設定）、「週に3日、30分ほど歩いて通勤する」などの目標を設定すると、成功体験ができ、ほかの行動変容にもつながりやすくなります。どのようなことなら取り組めそうか（スモールステップにつながるか）わからない患者には、「今の生活で、気になっていることはありませんか？」と聞くことからはじめてみてもよいかもしれません。

4 セルフモニタリング法

新潟県立大学人間生活学部健康栄養学科講師 ● **玉浦有紀** たまうら・ゆき

セルフモニタリングとは

　セルフモニタリングは行動変容技法の一つです。患者自身が自分の健康状態や行動を記録して振り返り、目標達成に向けて望ましい行動をとりやすくするための方法です。実際に体重や血圧、体調（自覚症状）などの健康状態や、朝食の有無、飲酒の有無・量、歩数、行動目標の達成（○か×）などの行動に関する事項を記録して評価します（図）。

成功体験を可視化し、セルフ・エフィカシーや行動を強化する

　セルフモニタリングを行うことで、たとえば毎日の体重記録では体重の増減が目にみえ、実際に体重が減るとうれしくなり（＝成功体験）、自信（セルフ・エフィカシー）も高まります。また、セルフモニタリングは、その結果が行動の強化子となり（22ページ）、さらにその行動をとる機会（頻度）が増えることが期待できます。とくに体重は、グラフなどで視覚化すると効果が得られやすくなるため[1]、毎朝、起床直後など時間を決めて量り、その変化をグラフ化して確認できるとよいかもしれません。

目標（取り組むこと）								
日付		月　日 （月）	月　日 （火）	月　日 （水）	月　日 （木）	月　日 （金）	月　日 （土）	月　日 （日）
目標の達成度 （〇か×でつけてください）								
食べたもの／ 飲んだもの	朝							
	間食 （午前）							
	昼							
	間食 （午後）							
	夕							
	（夕食後）							
体重測定 （起床時） 1メモリが 0.1kgです	現在の体重 ＿＿＿＿kg							
【メモ】 その日の出来事や気分、 うまくいったこと、 むずかしかったこと、 気になること　など								

図 ● セルフモニタリング表（例）

目標達成に向けた自分の課題に対する「気づき」のきっかけとなる

●モニタリング結果は振り返りが重要

　　セルフモニタリングを有効に活用し行動変容につなげるには、体重などの健康状態（結果）のみでなく、実際にどのような状況でどのような行動をとった結果かがわかるよう、行動やその背景の状況を併せて記録し、振り返ることがポイントです。

第1章

第2章

第3章

第4章

栄養指導の技法

私たちは、自分自身の行動や感情、思考が習慣的だと、それが「どのような状況でどのように起こっているか」「その結果、どうなっているか」などに気づいていない場合が多いといわれています[2]。たとえば、仕事で残業を減らすことを目標にしているとします。仕事がいつもより早く終わった（＝結果）場合、「今日は、はかどった！」という評価で終わると、何がよかったのか、いつもと何が違ったのか（＝行動）がわからず、「たまたま順調だった」となり、どうすれば明日以降も同じようにできるか、今後へのいかし方がわかりません。一方、記録を振り返ることで、「早く起床し、朝食をとることができた日」には仕事がはかどると気づけたら、起床時間に焦点をあてた対策ができるかもしれません。

●うまくいかない原因に気づくことにも意義がある

とくに食事は、就業状況や調理状況、友人・同僚とのつきあいなどのライフスタイルや、朝食摂取などの習慣をはじめ、イライラしたとき、空腹時などの感情、「肉を食べると元気が出る」といった個人の食に対する価値観（思考）、食欲にかかわる体調など多くの背景によって起こる行動です。食べすぎという一つの食行動でも理由は多様で、セルフモニタリングから「いつ、どこで、どういうきっかけで食べているか」といった食行動の背景が把握できると、一人ひとりの生活に適したアドバイスにつなげやすくなります。「おかずが焼肉だったので、ご飯をおかわりしてしまった」など、その行動（行動目標）がとれたとき、とれなかったときの理由を併せて記録してもらうと「○○の状況であればできる、できなくなる」といった行動パターンに気づき、あらかじめ対策を考えることもできます（56ページ）。

患者にセルフモニタリングを提案するときには、目標が達成されたかどうかを評価するためだけではなく、「一度記録してみることで、どうしたらもう少し体重が減りそうかわかるとよいですね」などと声をかけ、目標達成に向けた行動の見通しがもてることのメリットを伝えることも大切です。

効果的に活用するための秘訣

●毎日の記録（継続）

セルフモニタリングは、記録する日としない日があるなどのように中途半端につけると、行動による結果が正しく反映されず、どのような理由で行動がとれたかやとれなかったかがみえづらくなります。そのため、うまくいく日もいかない日も記録を継

続することが大切です。

　日常生活の一部として記録ができるよう、専用の用紙でなくても、体重計の近くのカレンダーに書き込んだり、手帳を使う人であれば手帳に記載してもよいかもしれません。最近は、スマートフォンなどで記録できるさまざまなアプリケーションが増えています。有益な記録をつけられるよう、一人ひとりの対象者のライフスタイルに適したかたちを提案してみましょう。

●適切なフィードバック

　セルフモニタリングは、日常的に記録し振り返ることで、行動変容につながることが期待できます。そのため、患者がどれだけ記録を続けられるかは、記録を適切に評価してくれる人の存在も重要です。患者がその行動を継続できる可能性は、指導してくれる医師や管理栄養士、看護師からの評価によって高まります。

　外来診療や栄養指導のたびに記録を確認し、本人がどのように感じたかという患者自身の評価を聞き、行動と健康状態を結びつけながら、褒めたり、よりよい結果（目標達成）につながる具体的な改善方法を伝えてください。

●引用・参考文献 ・・

1) 吉松博信. 肥満症の行動療法. 日本内科学会雑誌. 100 (4), 2011, 917-27.
2) 山崎充宏. セルフモニタリング. 臨床栄養. 132 (6 臨時増刊), 2018, 726-31.

5 ピア・エデュケーション（ピア・ラーニング法）

新潟県立大学人間生活学部健康栄養学科講師 ● 玉浦有紀

ピア・エデュケーションとは

　「ピア（peer）」とは「仲間・同僚」のことです。「2型糖尿病の患者」など同じ立場にある人が、体重コントロールなど共通の課題に対して情報を共有したり支え合うことで、行動変容につながる知識・スキルを高めることをピア・エデュケーションといいます。

　ピア・エデュケーションでは、自分と近い状況にある人がうまく取り組めている姿をみたり、話を聞くことで、自分だけが困っているのではないことに気づけたり（56ページ）、「あの人ができたなら、自分もできる！」といった代理的体験にもつながりやすく（31ページ）、それをまねることで、セルフ・エフィカシーも高まることが期待できます。

実臨床でのピア・エデュケーションの取り入れ方

●ピア・エデュケーションを取り入れられる場面

　病院などの医療現場であれば、糖尿病教室や腎臓病教室といった集団教室や、食物アレルギー児をもつ親の会といった家族会などで、患者や家族同士がかかわり合える場を設けることができます。管理栄養士をはじめとする医療者は、ファシリテーターとして患者や家族の主体的な行動変容を支援できると、効果的なピア・エデュケーションが期待できます。

　一方、セルフケアがうまくいっていない患者は、成功者の話を聞くと「やはり自分はだめだ……」と、さらにセルフ・エフィカシーの低下につながることがあります。

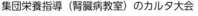

集団栄養指導（腎臓病教室）のカルタ大会

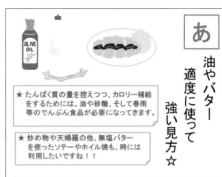

あ

油やバター
適度に使って
強い見方☆

★ たんぱく質の量を控えつつ、カロリー補給
をするためには、油や砂糖、そして春雨
等のでんぷん食品が必要になってきます。

★ 炒め物や天婦羅の他、無塩バター
を使ったソテーやホイル焼も、時には
利用したいですね！！

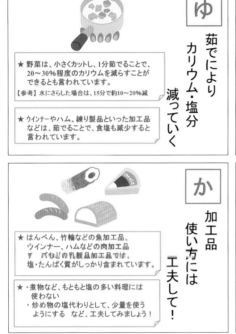

ゆ

茹でにより
カリウム・塩分
減っていく

★ 野菜は、小さくカットし、1分茹でることで、
20～30％程度のカリウムを減らすことが
できるとも言われています。
【参考】水にさらした場合は、15分で約10～20％減

★ ウインナーやハム、練り製品といった加工品
などは、茹でることで、食塩も減少すると
言われています。

か

加工品
使い方には
工夫して！

★ はんぺん、竹輪などの魚加工品、
ウインナー、ハムなどの肉加工品
すべての乳製品加工品では、
塩・たんぱく質がしっかり含まれています。

★ 煮物など、もともと塩の多い料理には
使わない
・炒め物の塩代わりとして、少量を使う
ようにする　など、工夫してみましょう！

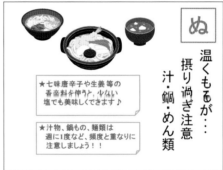

ぬ

温くもるが…
摂り過ぎ注意
汁・鍋・めん類

★ 七味唐辛子や生姜等の
香辛料を使うと、少ない
塩でも美味しくできます♪

★ 汁物、鍋もの、麺類は
週に1度など、頻度と重なりに
注意しましょう！！

1枚ずつカルタを取った後に、患者同士で実際はどのように取り組んでいるか、むずかしいと感じ
ることはあるかなどを話してもらい、管理栄養士が適時助言を加えることで、学習効果の向上を期
待できる。

図 ● ピア・エデュケーションの効果を高めるためのゲーム性を取り入れたグループワーク例

そのため、個別の栄養指導と併せ、その患者ができそうだと思う目標を設定できる支
援（31ページ）も必要です。

●効果的なピア・エデュケーションにつなげるための具体的な取り入れ方

糖尿病教室などのふだんから実施している集団栄養指導で、患者同士で話し合える
グループワークを取り入れるだけでも、ピア・エデュケーションにつながる可能性は
あります。しかし、参加した患者が、よりセルフケア行動に前向きに取り組めるよう
にするには「手の届くところにお菓子があるとき」など、セルフケアが困難な場面で
の対処法を出し合うブレインストーミングや、実際の場面を想定して練習するロール
プレイング、ゲーム性をもたせたワーク（図）などを取り入れるとよいかもしれませ
ん。

表 ● ピア・エデュケーションで期待される 4 つのソーシャルサポート（文献 1 を参考に作成）

種類	内容	具体例
情動的サポート	慰めや励まし、思いやりなどの感情的なサポート	「お互いにがんばろうね」などと声をかけ合う
道具的サポート	行動につながる直接的な「もの」などの支援	毎回、一緒に集団教室に参加してくれる人がいる
情報的サポート	役立つアドバイスや情報提供	甘いものがほしいときの対処法を教えてくれる
評価的サポート	行動に対するフィードバックなどの評価を伴うアドバイス	「毎日、体重をつけているから体重も安定しているのだね」といってくれる

ピア・エデュケーションにより期待できること

　患者同士が良好な関係を築いたうえでピア・エデュケーションを行うと、「人と人とのつながりのなかでやりとりされる支援（ソーシャルサポート）」の享受が起こりやすく、それはグループダイナミクスへとつながります。グループダイナミクスとは、「みなで何かに一緒に取り組むことで、お互いが影響し合って高め合い、個人のもつ力の合算以上のものを生み出すこと」[1] です。糖尿病と診断された人など、同じ疾患で似たような課題や悩みを抱えている人が集まったときに起こりやすく、行動変容やその維持、仲間としての連帯感や充足感が得られやすくなります。

　ソーシャルサポートのうち、同じ疾患や問題を抱えた患者やその家族同士での支援はピア・サポートともいわれ、セルフケア行動に対するアドヒアランスを高めることができます。ピア・サポートでは、4 種類あるソーシャルサポート（情動的サポート、道具的サポート、情報的サポート、評価的サポート）すべての享受が期待できます（表）[1]。

ピア・エデュケーションは、このような場でも！

　集団教室などの機会以外にも、入院中の患者や、週に数回顔を合わせる血液透析患者などは、同じ部屋で治療に向き合うなか、互いの体調を気遣いながら何気ない会話を重ね、自然と信頼関係を築けている場面があります。そこでは、ベッドサイドや待合室などでも、栄養指導でかかわった患者同士が情報を共有したり、「以前食欲がなか

ったとき、○○は食べやすかったから試してみたら」など、よりよい生活や体調につながるセルフケアについて話し合う姿がみられる場合があります。管理栄養士もそこに顔を出し、個別の病態を配慮しつつも、患者同士の会話が弾み、有意義な情報が得られるよう、脇役として声かけができるとよいかもしれません。

● 引用・参考文献 ‥‥‥‥‥‥‥‥‥‥‥‥‥‥‥‥‥‥‥‥‥‥‥‥‥‥‥‥‥‥‥‥‥‥‥

1）永井成美ほか編. 栄養教育論. 第2版. 東京, 中山書店, 2022, 160p, (Visual 栄養学テキスト).

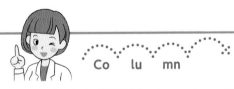

社会技術訓練（ソーシャルスキルトレーニング）

　周囲の人との関係でセルフケアが困難になりそうな場面を想定し、ロールプレイングで自分の考えを相手に伝えたり、相手の話を聞いたり、人間関係を深めたりする能力（ソーシャルスキル）を高めることを「社会技術訓練（ソーシャルスキルトレーニング）」といいます[1]。「ご飯のおかわりをすすめられたとき」など設定した場面でどのように断るかを、患者同士で実際に練習（ロールプレイング）すると、具体的な対応の仕方に気づける場合があり、実際の場でもうまく対処できるようになります。

6 コーチング

国立看護大学校看護学部成人看護学講師 ● 藤澤雄太
ふじさわ・ゆうた

コーチングの考えかた

●コーチングのスタイル

　コーチングは世界中でさまざまな定義がなされていますが、スポーツ、ビジネス、医療現場など、数多くの領域において共通していることは、クライアントとの信頼関係構築を基盤として「会話をとおして」「相手が望む目標に向かって」「相手の学習や成長を促進する環境をつくる」ことをめざしてかかわっていくということです。またかかわりにおいては、原則としてクライアントに合ったかたちで、継続的に、そして双方向的なコミュニケーションスタイルを採用することが多いです。

　実際に栄養指導でコーチングを使う場合には、患者との会話をとおして、患者がありたいと願う生活の実現に向けて、実施可能な方法で食生活を続けていく環境をつくることをめざします。そのためには患者がもっている強みを引きだし、日常生活や周囲のサポート環境を確認し、実施可能な目標をともに考えて目標行動の実施を支援していきます。このような方法を用いて、糖尿病や心不全、腎臓病（透析）、がんといった疾患を有する患者を支援していくのです。

●コーチングにおける医療者のありかた

　「相手の学習や成長を促進する環境をつくる」と表現したように、患者自身が健康になるための環境づくりを行うことがコーチングです。患者が行うべき行動を管理栄養士が指示して実践できるように管理することは、コーチングではありません。患者から「○○するにはどうしたらよいですか？」などの質問があれば、患者に適切な情報を伝え、効果的な方法を教えていくことはもちろんあります。コーチングでは、患者と管理栄養士が同じゴールをめざして協力しながら歩んでいくため、「指導する - 指導

される」という関係にはなりません。

　患者の過去の食行動や考えかたの問題点をみつけて改善点を指摘したり、望ましい行動を指導することに慣れている医療者にとっては、コーチングの定義をもどかしく感じるかもしれません。しかしながら、患者が自分の過去を振り返り、自分の強みに気づいたり、問題の解決策をみつけたりするプロセスを専門家とともに歩むことによって、患者は継続的に行動変容するための力を得ることができるのです。

コーチングのプロセスとスキル

　ここからは、コーチングのプロセスと活用するスキルについて説明していきます。コーチングは、①現状の明確化、そして②望ましい状態の明確化を経て、③現状と望ましい状態のあいだに生まれているギャップの原因を特定していきます。さらに、④ギャップを埋めるための行動計画を立て、⑤行動計画実行後の振り返りとフォローを行う、というプロセスをすすんでいきます。このプロセスの進行に合わせて、「傾聴」「質問」「承認／評価」のスキルを使うところがコーチングの特徴です。プロセスを一つずつ確認していきましょう。

●現状と望ましい状態の明確化

現状の明確化

　たとえば栄養指導において、患者の食塩や脂質の摂取が多いことがわかった場合には、現在の疾患や症状、健康状態、食事摂取状況、仕事の状況、ストレスなどについて、そして疾患や疾病管理に関連する食事について、質問や傾聴を用いて患者の理解状況を引きだしていきます。患者の現状の明確化として現在の身体的、心理的、認知的な状態を確認していくのです。

望ましい状態の明確化

　次に、食事を変えることによって患者はどのように変わっていくのか、あるいはどのようになりたいのかについて聞いていきます。たとえば望ましくない症状がなくなっていく、あるいは症状がなくなって患者自身のやりたいことができるようになるなど、さまざまな「望ましい状態」を聞いていきます。単に症状がない状態だけでなく、それによってどのような生活を送ることができるのか、そしてどのような楽しみを得られるのかなどを尋ねることで、患者の生活の質（quality of life；QOL）を高めるかかわりにつながっていきます。

患者との関係性を築き、理解度や価値観を知る

　現状と望ましい状態を引きだすプロセスは、患者が行動変容に向かう意欲を高める段階として非常に重要です。また、このプロセスをすすみながら患者との関係性を築き、患者の理解度や価値観を知ることができます。このとき、どうなりたいかということに加えて、「望ましい状態になることであなたはどのような気持ちになりますか」「あなたがこれまでよりも健康になったら、お子さんにはどのようなよい影響があると思いますか」など、さまざまな視点から望ましい状態を患者にイメージしてもらうことで、行動変容に向けた意欲を高めていきます。

●ギャップの原因を明らかにする

ギャップの原因に患者自身が気づくことが重要

　現状と望ましい状態がそろったところで、現状と望ましい状態のあいだにあるギャップがなぜ生まれているのかについて、患者とともに考えていきます。

　ギャップを生む原因は、知識の不足かもしれないですし、仕事の忙しさ、あるいは自分の意志の弱さが理由かもしれません。どのような理由であれ、望ましい状態に到達することを妨げている原因に患者が気づくことが重要です。管理栄養士からみれば、原因の所在は明らかであるかもしれませんが、そこはあえていわずにこらえて、患者に原因をみつけてもらい、話してもらう必要があります。患者自身の学習や成長を促すためには、「何があるから行動変容できないのか」「何を変えると自分が望む状態になるのか」ということに患者自身が気づく必要があります。そしてそれは、問題解決能力を高めるためにも大切です。

ギャップを生んでいる問題の構造は？

　ギャップの原因を明らかにするプロセスでは、ギャップを生んでいる問題の構造に気づく必要があります。

　たとえば、過剰な食塩摂取がギャップを生む原因であると患者が気づいたとします。では、なぜ過剰な食塩摂取をしてしまうのか。家族が食事をつくっているからなのか、お酒を飲むときに塩辛いものを食べてしまうからなのか、何にでもしょうゆをかけてしまう癖があるからなのか、あるいは、控えているつもりでも適切に量ることができていなかったからなのか。すなわち、ギャップの原因は、どのような人が関係し、どのような場面で生じるのかという詳細な状況に、患者が気づくことが重要です。

　管理栄養士としては、ギャップを生み出す原因への気づきを促す質問をすることで、患者に自分自身の考えや行動を振り返ってもらい、患者の問題解決への意欲を高

めていくことが大切です。

●行動計画を立てる

　いよいよ計画の段階に入っていきます。患者が実行できる目標と計画を設定するために、ここまでのプロセスで明らかになった患者の強みやサポート体制の活用も考慮していきます。ギャップの原因を取り除く方法が患者の行動計画（食事に関する計画）になるため、ギャップに直接影響する問題の解決として、できれば少ない努力（スモールステップ）で実践できる計画を患者に提案・選択してもらい、実践を支援していきましょう。患者が達成しやすい目標や計画の資源は患者がもっていると信じ、傾聴や質問によって、適切な目標を引きだしてゴールまで導いていくことがコーチングなのです。

●引用・参考文献 ・・

1）Kivelä, K. et al. The effects of health coaching on adult patients with chronic diseases : a systematic review. Patient. Educ. Couns. 97 (2). 2014. 147-57.
2）伊藤守. 図解コーチングマネジメント. 東京, ディスカヴァー・トゥエンティワン, 2005, 93p.

7 動機づけ面接

国立看護大学校看護学部成人看護学講師 ● 藤澤雄太
ふじさわ・ゆうた

動機づけ面接とは

　動機づけ面接とは、「その人がもっている意欲を強めたり、変わることへ取り組む気持ちを強めるための協働的な会話スタイル」と定義されています。動機づけ面接という名称からは、やる気のない患者を効果的に励まして動機づける方法のようなイメージをもちますが、実際に行うことはその逆ともいえます。

　動機づけ面接は、アルコール依存症患者の治療や研究を行うなかで、患者を行動変容に導くコミュニケーションのうち、効果的であったコミュニケーションの要素を抽出して統合されました。現在でもさまざまな行動（食事、身体活動、服薬など）に対して活用され、エビデンスを積み重ねることでバージョンアップしているコミュニケーションです。

　定義をみると、「患者の意欲や取り組む気持ちを強める」、そして「協働的な会話」とあります。この点が動機づけ面接の特徴です。協働的な会話をするためには、どのような点を意識すればよいのか、そして、患者の意欲や取り組む気持ちを強めるというのは、どういうことなのかについて解説していきます。

協働的な会話の方法

●スピリットとスキル

　動機づけ面接には、スピリットとスキルという支援者側がもつことが望まれる要素があります。スピリットは、動機づけ面接を行うときの心構えや態度といったものに該当し、partnership（協働）、acceptance（受容）、compassion（思いやり）、evocation

（引きだす）の4つ（PACE^{ペース}）があります。また会話において活用するスキルとして、asking open question（開かれた質問で尋ねる）、affirming（是認する）、reflective listening（聞き返しする）、summarizing（要約する）、informing & advising（情報提供する、助言する）という5つがあります。

　協働的な会話という意味にはさまざまな要素が含まれますが、管理栄養士と患者は上下関係ではなく、患者の支援者として並列の立場でいることを意識すること、そして行動変容がむずかしそうな患者であっても、レッテルを貼ってとらえるのではなく、患者の考えや価値観を深く正確に理解し、患者の強みをみつけていく態度をもつことが望まれます。また行動変容のヒントやリソースは患者がもっていると考えて、患者からそれらを引きだすことを意識していきます。

●動機づけ面接における「情報提供する、助言する」の実践法

　ここでは、5つのスキルのなかから「情報提供する、助言する」を紹介します。

　栄養指導において一般的に情報提供や助言というと、管理栄養士が患者の食事内容や食事摂取に関する状況を確認し、問題点や改善点をみつけてその点を指摘したり、改善を促したりすることが含まれています。その際、どのような食品や料理、あるいは栄養素を増やす（減らす）べきである、といったアドバイスが行われます。

　一方、動機づけ面接における情報提供や助言は、①引きだす→②情報提供する→③引きだすというユニークなステップを経て行われます。具体的には、とくに患者から質問がない場合には、情報提供をする前に患者が知っている食事に関する知識や興味・関心について尋ね、支援の必要のある項目を確認し、そのうえで情報提供や助言をしてもよいか患者に許可を求めます。

　これは、"知識が豊富な管理栄養士"と"知識が不足している患者"という上下関係ではなく、"食事に関して知っている管理栄養士"と"患者の人生を決める主体である患者"が協働的に必要な情報を確認していることになります。前述したスピリットがここに体現されていることがわかります。患者にとって必要な情報の種類や内容を把握し、情報提供してもよいか許可を得たうえで、患者が受けとりやすいかたちに変えて情報を伝えます。このとき、「〜してはダメ」「〜すべき」といった強い禁止の言葉や強制するような言葉を使わないように気をつけなくてはなりません。これらの言葉を使うことは、患者との上下関係を示すことになってしまいます。

●Open question を活用

　患者に情報提供、助言をしたあと、「ここまでの内容でわからないところや不明な点

はありますか？」と聞くことがあると思いますが、ここで聞き方を工夫してみましょう。動機づけ面接のスキルである open question（オープン・クエスチョン）を使って、「どのようなところがわかりづらかったですか？」「実践できそうなところはどれですか？」などの質問を投げかけてみましょう。「はい」「いいえ」だけで答えられる質問（クローズド・クエスチョン）を使ってわからない点を聞いても、患者はたいてい「大丈夫です」「わかりました」と答えるでしょう。しかしその中身は、「2割わかったけれど8割わかっていない」かもしれません。もしこの患者の気持ちがわかれば、さらに伝えるべきことがわかりますし、支援の方法が変わってくると思います。そのため、クローズド・クエスチョンではなく、オープン・クエスチョンを使って患者の反応を確認してみるのがよいでしょう。

行動変容に向けた言葉「チェンジトーク」

　　動機づけ面接の定義のなかにある、患者の意欲を強めたり行動変容へ取り組む気持ちを強めるという部分について解説します。

●発言と行動を一致させたくなる特性

　　人は、自分が発言したことと、発言に関する行動を一致させたくなるという特性をもっています。そのため、「お酒がよくないのはわかっているので、禁酒が必要ですね」とお酒を多く飲んでいる患者がいった場合、きっと話したことと実際の状況との不一致にモヤモヤした気持ちが生じていることでしょう。そしてこのモヤモヤを解消するために、話したことと行動を一致させる行動をするようになり行動変容につながっていきます。「禁酒が必要ですね」や「禁酒したいと思います」のように患者の行動変容に向けた言葉を、動機づけ面接では「チェンジトーク」といいます。

●アンビバレントな気持ちを引きだす

　　栄養指導の場面において、患者のなかには、「食事を変えていきたい」と発言する人もいれば、「変えたい気持ちはあるけれども今のままがよい」と発言する人もいます。いわゆるアンビバレントな状況です。このようなときに、変えることができない理由を掘り下げて聞くと「〜はできない」「〜はまだ自分には必要がない」など、食事を変えないことに関連した言葉がたくさん出てきます。そして患者もどんどん行動変容の意欲を減じてしまいます。

　　そこで、患者のアンビバレントな気持ちをていねいに聞きながら、そのようななか

でも「〜なりたい（desire）」「〜ならできる（ability）」「血圧を下げるために〜しないと（reason）」「健康でいないとね（need）」といった、変わることに向けたチェンジトークを引きだしていく必要があるのです。

　チェンジトークには、患者がアンビバレントな状況で引きだされる「準備段階のチェンジトーク」と、行動変容に向けて動いていくことを示す「実行段階のチェンジトーク」があります。まずは、患者の「変わりたいけれど、でも今のままの生活でいたい」というアンビバレントな気持ちを引きだし、そのなかで、チェンジトークを引きだして、行動変容に向けた意欲や気持ちを強めていくのが動機づけ面接です。

●引用・参考文献・・・

1）ウイリアム・R・ミラーほか. 動機づけ面接. 第3版. 上. 原井宏明監訳. 東京, 星和出版, 2019, 424p.

8 グループ動機づけ面接

国立看護大学校看護学部成人看護学講師 ● **藤澤雄太**
(ふじさわ・ゆうた)

グループ動機づけ面接の目的

前項では動機づけ面接について紹介しました。ここでは、この動機づけ面接を集団に対して応用したグループ動機づけ面接について紹介していきます。

グループ動機づけ面接では、グループであるからこそもっている強みをいかして、グループ全体として「グループメンバーとともに」目標に向かっていきます。栄養指導の場面におけるグループ動機づけ面接では、食行動の変容に向けた動機を高め、知識を獲得し、食事の選択や準備のスキルを高めることをめざします。

ここからは、集団指導のすすめかたについて説明していきます（栄養指導によっては、1回から複数回と実施回数はさまざまであり、また1回あたりの実施時間も異なるため、時間や回数を設定せずに説明します）。

グループ動機づけ面接の4つのフェーズ

グループ動機づけ面接には、①まねき入れる、②視点の探索、③視点を広げる、④行動に移す、という4つのフェーズがあります。

●まねき入れる

まず「まねき入れる」では、集団内で一人ひとりが話しやすいように自己紹介し、特定の人だけが話して終わりにならないよう、全体に会話を投げかけて応答していきます。これによって、栄養指導の場が安全な場所であると患者は感じ、会話に集中できるようになっていきます。

●視点の探索

価値観に触れる会話で患者がもつ視点を探る

　続いて「視点の探索」では、これまでの食事の選びかたやとりかたについて、「よくないとはわかっているのだけれども、やってしまう」ことも含めて聞いていきます。高血圧や糖尿病など、何らかの過去の食行動が疾患に影響している場合、集団のなかで過去の不適切な食行動について話してもらうことは簡単ではありません。グループ動機づけ面接では、適切な方法の指導や改善策を管理栄養士から患者に伝えて終わりではなく、「自分と同じように感じている人がほかにもいる」と患者に知ってもらったり、「うまくできなかった話をしてもよいのだ」と感じてもらったりすることが重要です。そして、それにとどまらずに、どのような生活をめざしていこうと思ったのか、自分が生活のなかで大切にしていることは何かといった価値観に触れる会話も行い、それぞれの患者がもつ視点を探っていくことをめざします。

動機づけ面接のスキルを活用する

　このような探索は、動機づけ面接のスキルを使うことでより深まっていきます。たとえば、動機づけ面接のスキルの一つである「聞き返し」は、相手の発した言葉の意味や背景にある感情を、"話し手の目線で想像して"伝え返す言い方です。患者から「仕事をしているとどうしても揚げものなどを買ってきてしまいます」という言葉が出たときに、患者の目線でこの言葉の背景にある意味や考えなどを想像してみます。「仕事で疲れて食事をつくるのがたいへんなのかもしれない」「つくる時間がないのかもしれない」「疲れたときには脂っこいものを食べたくなるかもしれない」などが想像できたとしたら、これらのうちの一つを伝え返していきます。

　具体的には、「仕事をしているとどうしても揚げものなどを買ってきてしまいます」という言葉に対して、「疲れていると脂っこいものが食べたくなってしまう……」と返します。言い方のコツは、最後の「……」です。語尾を上げると、質問をしているようになるので、語尾を上げない言い方をします。すると患者は「そうなのです。なので脂ものばかりになってしまうのですよね」とさらに話してくれるかもしれません。このようなとき、生活習慣が似た患者がほかにいれば、質問を投げかけて、ほかの患者の考えや共通点を聞いていくのも得策だと思います。

　このように管理栄養士がグループのリーダーとなって、これまでの患者の考えや行動をとおして視点を探索していきます。

●視点を広げる

　次に、「これまで」に焦点をあてていた会話を「未来・今後」に向けていく「視点を広げる」フェーズに入ります。「よくないとはわかっているのだけれどもやってしまう」ことから、徐々にそのような考えをもちながらも変わっていこうとしている気持ちをグループ全体で共有していきます。変わっていく未来をまだ描くことができない患者がいたとしても、「このままではよくないとは思っている」と気づくことができるだけで大きな変化となります。逆に、すでに行動変容の気持ちが強くなってきている人がいるならば、変わることで周囲にどのようなよい影響があるのかを語ってもらうとよいでしょう。語った内容に対して「今の話のなかで参考になったのはどのようなところでしょう？」と管理栄養士がほかの患者に尋ね、患者一人ひとりの生活にいかせるアイデアをみつけてもらうこともできます。発言した患者の考えをいかすことは、語った患者にとってポジティブなフィードバックとなり、自分が誰かの役に立っているという感覚につながって、行動変容に向けた気持ちが強化されていきます。

　このように、さまざまな動機づけのレベルにいる患者が、それぞれの発言や強みに気づき、この気づきをグループ全体の行動変容に向けた雰囲気づくりに活用することが重要です。

●行動に移す

　そして最後のフェーズ「行動に移す」です。ここからは、栄養指導に参加している患者に、具体的にどのような行動を行うのか、それぞれ考えてもらいます。その際は、行動の達成度がわかるような行動目標を立てることをすすめます。ただし、運動や禁煙のような、回数・距離などが明確にわかる内容とは異なり、食事の達成度を確認することは簡単ではありません。そのためにも、高い目標を立てるのではなく、まずはちょっとがんばれば達成できるような目標を考えてみるのがよいでしょう。実際には低い目標ではなく、守ってもらいたい栄養バランスや摂取量があるのですが、いきなりそれをめざすことは、失敗をまねくかもしれないため避けたほうがよいかもしれません。

グループリーダーとしての管理栄養士の役割

　私たちが力を入れて向き合うのは、行動変容することに困難を抱えた患者です。新しい食行動を開始してもらい、継続してもらうために、ハードルが低く、達成度を評

価しやすい食行動の目標を立案し、短い期間のなかで早めに行動変容の成功を感じてもらうことがポイントです。リーダーを務める管理栄養士は、患者の目標が評価可能な行動であること、実施可能性が高い目標であるかを意識しながら、グループの会話をファシリテートしていきましょう。最後には、リーダー役を担う管理栄養士、そして参加している患者同士で感謝を伝えあって栄養指導を終えてください。

　このグループ動機づけ面接を栄養指導に使う場合、1回だけ実施される際には活用がむずかしいかもしれませんが、グループ動機づけ面接の要素のなかから、一つでも活用するところからはじめてもよいと思います。

●引用・参考文献 ・・・

1) 磯村毅ほか. 回復への意欲を引き出す！ 高める！ グループ動機づけ面接. 東京, メヂカルフレンド社, 2020, 128p.
2) クリストファー・C・ワグナーほか. グループにおける動機づけ面接. 藤岡淳子ほか監訳. 東京, 誠信書房, 2017, 380p.

9 認知行動療法

新潟県立大学人間生活学部健康栄養学科講師 ● **玉浦有紀**（たまうら・ゆき）

認知行動療法とは [1、2]

　「職場にいつもお菓子が置いてあるから、つい食べてしまう」という場合、「お菓子を目の届くところに置かないようにする（刺激統制）」などの行動療法（行動的技法）を用いると行動変容につながりやすくなります（**22 ページ**）。

　しかし、実際にお菓子が置かれている状況では、つい食べてしまう人とそうでない人がいます。無意識に食べてしまう人には、お菓子を置かないといった刺激統制が有益かもしれませんが、なかには「おいしそうだったから、つい……」や「お菓子を食べると元気が出る！」「みんな食べているから自分も食べて大丈夫！」といった気持ちから、つい食べてしまう人もいます。私たちの行動には、気分や感情の「情動」やものごとのとらえ方、考え方の「認知」も影響しています。認知行動療法では、そのような行動にかかわる「認知（ものごとのとらえ方、考え方）」について理解し、はたらきかけていくことで行動変容を促します。

認知行動療法は、どのように用いる？

　認知行動療法では、まず問題となっている行動を特定し、その行動がどのようなきっかけで起こっているかを認知の側面からも理解することで、行動を変えるための具体的な方法（行動変容技法）を適用していきます。

●焦点をあてる行動（問題行動）を特定

　ふだん行っている栄養診断とも共通する部分で、臨床診査・検査、聞きとり、セルフモニタリング（**36 ページ**）などのアセスメントから、現在の病態（健康状態）に

表 ● 病気認知の評価

生活への影響	病気（食事の管理）は、あなたの生活にどのくらい影響しますか？
コントロール感	病気の管理に必要な行動（食事の管理）をどのくらい実施できると感じますか？
医療への信頼感	治療（食事の管理）は、病気の改善にどのくらい役立っていますか？
病気の同定	自覚症状は、どの程度ありますか？
病気への意識	病気のこと（食事の管理）が、どのくらい気がかりですか？
病気の知識・理解	病気（食事の管理）について、どのくらい理解していると思いますか？
感情的な影響	病気（食事の管理）は、どのくらい感情的な影響をおよぼしますか？
時間軸	今の病気がよくなる（食事管理の効果がでる）までに、どのくらい時間がかかると思いますか？

影響する行動が何かを整理し（行動分析）、どのような行動を増やしたり、減らすとよいかを検討していきます。

●行動（問題行動）の原因 - 結果の関係を把握

　認知行動療法ではたらきかける視点を得るため、「どのような状況で」「なぜ」その行動をとってしまう（とれない）のかを、患者が抱える問題の背景にある認知や感情からていねいに評価します。患者自身の、現在の病気やセルフケア行動に対するとらえ方や感情を把握することで、医療者が「どうしてそんなに食べすぎてしまうのだろう」と感じるような場合でも、患者には患者なりの理由があることがわかります。そして、今向き合う必要のある部分がみえやすくなります。「行動の原因 - 結果の関係の把握」には、患者の病気や治療（セルフケア）に対するとらえ方を尋ねる病気認知[3]も役立ちます（表）。患者の回答後「なぜそのように感じますか？」など「開かれた質問」で患者の認識への理解を深められると、その後のアプローチにつながります。

●行動変容につながるアプローチ（行動変容技法の適用）

　認知行動療法には、刺激統制や行動置換、オペラント強化を含め、多くの行動変容技法を用いることができます。「お菓子があると食べてしまう」場合は、行動のきっかけにはたらきかける刺激統制（例：お菓子を買わない）など、「満腹になるまで大盛りのご飯を食べる」場合は、行動にはたらきかける行動置換（例：ご飯の代わりに野菜料理を1品増やす）など、「ついお菓子を食べてしまって体重が減らない」場合は、食行動の結果にはたらきかけるオペラント強化（例：間食と体重のセルフモニタリング）

などのように、焦点をあてる行動やその背景に適した技法を用いてはたらきかけることがポイントです。

　本稿では認知にはたらきかける技法として、認知再構成法を紹介します。

認知再構成法 [4]

　患者から、「自分は意志の弱い人間だから、お菓子はやめられない」「お菓子を食べないと元気が出ない」「お菓子をやめたくらいで血糖値は下がらないだろう」などといわれ、「そのようなことはないはずだ……」と困った経験はないでしょうか？

　患者の「やっても仕方がない」「自分にはできない」といったネガティブな考え方（偏見、思い込み）が行動変容を妨げている場合、その考え方に焦点をあてたアプローチ（認知再構成法）を用いることで行動変容につながることがあります。

認知再構成法のプロセス

●患者の行動の背景にある考え方（認知）を評価する

　認知再構成法では、アセスメントの段階で、患者自身が自分の考え（認知）に気づけるような問いかけをします。たとえば「どうして、そう思いますか？」など開かれた質問で考えの背景を聞くようにします。ネガティブな考え方の背景には、過去にうまくいかなかった経験など、そのような考えにつながる理由がある場合も多くあります。そのような気持ちを抱えていないか、相手を思いやりながら傾聴し、引きだせるようにします（48ページ）。

●アセスメントした内容（患者の認知）を整理する

　アセスメントで得た患者の考え（認知）は、ABCモデル [2, 4] に当てはめるとわかりやすくなります。行動のきっかけである「出来事（activation event）A」から、どのような「考え方（信念）（belief）B」をもち、行動の「結果（consequence）C」につながっているかを整理していきます。ここでは、合理的な行動（C）につながる認知（B）を「合理的な信念」、不適応な行動につながる認知（ネガティブな考え方など）を「不合理な信念」とします。そして不合理な信念に焦点をあてたアプローチにつなげていきます（図）[2]。

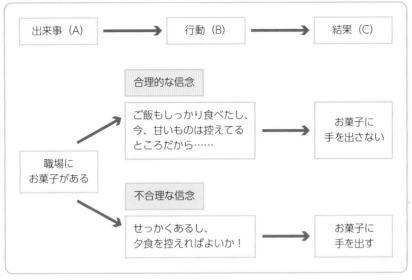

図 ● ABC モデル（文献2を参考に作成）

●不合理な信念にはたらきかける（認知再構成）

　不適切な行動につながっている不合理な信念が本当に正しいのか、患者に偏見や思い込みがあることに気づけるように促し、適切な行動につながる認知へと置き換えられるよう支援します。「自分は意思の弱い人間だから、お菓子がやめられない」といった自信の低さにつながる考え方がみられる場合は「目の前にお菓子があるとき」など、その行動を変えるのがむずかしくなる状況（誘惑場面）を探り、「本当にお腹が空いているかを再確認する」のように、誘惑場面でどのような対策をとることができるかを考えておくと、「お菓子があっても、量は控えられるかもしれない」など、認知の再構築につながりやすくなります。

　一方、「お菓子をやめたくらいで血糖値は下がらないだろう」といった重要性の低さにつながる考え方がみられる場合は、行動変容をしたいと思う気持ち（desire）や必要性（needs）に患者が気づけるように話し合うこと（48ページ）が有益な場合があります。

　再構築した認知（例：お腹が空いていないときはお菓子を食べずにいられる）で、とるようになった行動（例：目の前にお菓子があっても必要以上にとらない）や、その結果（例：お菓子の摂取状況、血糖値など）は、セルフモニタリングなどで評価することで、行動の強化や目標の再設定につながりやすくなります（36ページ）。

●引用・参考文献 ・・・

1）小川祐子ほか. 認知行動療法. 臨床栄養. 132（6 臨時増刊）, 2018, 698-703.
2）永井成美ほか編. 栄養教育論. 第 2 版. 東京, 中山書店, 2022, 160p, （Visual 栄養学テキスト）.
3）片山富美代ほか. 日本語版病気認知質問紙の作成と信頼性・妥当性の検討：血液透析患者による検証. 健康心理学研究. 22（2）, 2009, 28-39.
4）赤松利恵ほか. 栄養カウンセリング論. 京都, 化学同人, 2015, 144p.

ナッジ理論

お茶の水女子大学SDGs推進研究所特任リサーチフェロー ● 河嵜唯衣（かわさき・ゆい）

ナッジ理論とは

　行動変容に難色を示す患者の訴えのなかに「忙しくて食事にまで気が回らない」が出てくる頻度は、間違いなく上位に入るでしょう。人生は選択の連続です。毎日の食事内容を決める際、いちいち食事療法のことまで考えていられないという思いは、管理栄養士にはいいづらいけれど、実際はそう感じているという患者が多いように思います。また、このような考えは、人によっては変容することが意外とむずかしいものです。

　近年、栄養教育にかかわらず「ナッジ理論」という言葉を耳にする機会が増えてきました。ナッジとは、"ひじで軽くつつく、そっと後押しする"という意味です。ナッジ理論は、人が自発的に望ましい行動を行うためのしくみや環境をつくり出すための理論です。行動経済学の知見をもとにしており、「人は、かならずしもつねに合理的な行動をとるわけではない」という前提に基づいています。

　たとえば、糖尿病の食事療法をする必要のある患者が、甘いものをみて衝動買いしてしまう行動は、決して合理的であるとはいえません。このような判断をする際には、早く、自動的な、無意識的な思考がはたらいているといわれています（図-システム1）。反対に、パッケージの記載をよく読み、よく考えて購入する際には、遅く、注意深く、意識的な思考がはたらくといわれています（図-システム2）。ナッジ理論では、システム1がはたらいているときにも望ましい行動をとることができるように、周囲の環境を調整します。

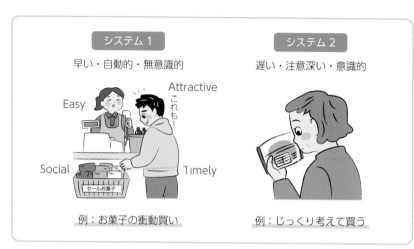

図 ● システム1とシステム2

ナッジ理論のフレームワーク

　ナッジ理論には、EAST（easy、attractive、social、timely）というフレームワークがあります（表1）[1]。無意識に選択されやすい行動として、簡単で、魅力的で、社会的で、タイミングがよいことをあげています。ナッジ理論は、基本的には食堂やスーパーマーケットの環境改善といった食環境レベルでの取り組みで活用されることが多いのですが、工夫すれば食事療法に活用することもできます。具体的なナッジには、表2のような例があります。

ナッジ理論を活用した支援例

　ナッジ理論を活用すると、患者に強く意識させずに、より健康的な食の選択を促すことができます。とくにトランスセオレティカルモデル（26ページ）における無関心期の患者に対する効果が期待されます。周囲の人がナッジ理論を用いて環境調整を行うことで、患者本人の認知の変容を待たずに行動変容を促すことができる可能性があります。

●患者の野菜摂取量を増やすには

　たとえば、野菜摂取量を増やす必要のある患者がいたとします。本人は病識や行動変容に対する準備性が低いのですが（無関心期）、家族は患者の病状を心配していると

表1 ● ナッジのフレームワークと活用例（文献1を参考に作成）

フレームワーク	活用例（家庭内での食事提供で野菜摂取量を増やす）
簡単（easy）	食事は大皿から自由にとるのではなく、小皿に取り分けて配膳する／冷蔵庫に野菜スティックを常備しておく
魅力的（attractive）	盛りつけや食器などを工夫する／対象者が好む野菜を使って献立作成する
社会的（social）	周囲の人がみんな野菜料理の摂取量を増やしていることを伝える
タイミングがよい（timely）	野菜料理を先に配膳する

表2 ● 具体的なナッジと活用例

ナッジ	内容	活用例
デフォルト	初期設定で健康的な選択を設定すること	野菜料理を多めに盛りつけて配膳する／弁当箱に入れる野菜料理の割合を増やす
ハロー効果	ある人や物事の一部分から、すべてを好ましく思う、または嫌悪感を抱く傾向	対象者の信頼する人から「野菜をとることは重要だ」「私は毎食野菜料理を食べている」と伝えてもらう
フレーミング効果	伝え方や枠組みが考えや選択に影響を与えること	「1週間のうち2日はできなかったのですね」ではなく、「1週間のうち5日はできたのですね」と伝える

いう状況は、よくみられることだと思います。このようなときに、ナッジ理論を活用することができます。患者の食事の準備をする家族は、もともと大皿から取り分けていた食事を小皿に取り分けて配膳する（easy）、冷蔵庫に野菜スティックを常備しておく（easy）、盛りつけや食器などを魅力的なものに工夫する（attractive）、患者が好む野菜を使って献立作成する（attractive）、野菜料理を多めに盛りつける（デフォルト）、野菜料理を先に配膳する（timely）などの対応をすることができます。

　また、食事の準備を担当していない人でも、周囲の人がみな野菜料理の摂取量を増やしていることを伝える（social）、患者自身の信頼する周囲の人から、野菜摂取の重要性を伝えてもらうよう促す（ハロー効果）などのはたらきかけにより、野菜摂取を促しやすい環境をつくりだすことができます。さらに、管理栄養士が栄養指導の場で「1週間のうち2日はできなかったのですね」ではなく、「1週間のうち5日はできたのですね」といった声かけをすることも、ナッジ理論を活用した栄養指導といえます（フ

レーミング効果)。ナッジ理論では、患者ができたことやポジティブな面に焦点をあてた声かけをすることをフレーミング効果と呼びます。これは、ふだんの栄養指導で活用している人もいるかもしれませんね。

●行動にはたらきかけるナッジに注目

　ナッジ理論の食事療法への応用は、まだ研究が不足しています。しかし近年の研究では、認知・感情・行動にはたらきかけるナッジのうち、行動にはたらきかけるナッジが、もっともエネルギー摂取量を抑える効果が高かったとする報告もあります[2]。行動にはたらきかけるナッジは、たとえば「野菜料理を冷蔵庫に常備しておく（刺激統制）」など、刺激 - 反応理論（**22ページ**）と似通った内容を含んでいます。

＊　＊　＊

　人の認知を変えるには、患者本人や医療スタッフ、周囲の人による根気強い努力が必要です。すぐにでも食事療法に取り組む必要があるのに、認知を変えることがむずかしいと感じる患者に対して、周囲の人の協力を得て、ナッジ理論を活用した支援を検討してみてはどうでしょうか。

●引用・参考文献 ・・

1) The Behavioural Insights Team. EAST : Four Simple Ways to Apply Behavioural Insights. (https://www.bi.team/wp-content/uploads/2015/07/BIT-Publication-EAST_FA_WEB.pdf, 2022 年 10 月閲覧).
2) Cadario, R. et al. Which Healthy Eating Nudges Work Best? A Meta-Analysis of Field Experiments. Marketing Science. 39（3）, 2020, 465-86.

食事摂取量の把握

東京医療保健大学医療保健学部医療栄養学科准教授 ● **北島幸枝**
_{きたじま・ゆきえ}

食事調査は栄養指導に重要なアセスメント項目

　栄養アセスメントの一つに、食事調査による食事摂取量の把握があります。食事調査は、対象者のエネルギーや栄養素の摂取量を算出し、不足や過剰摂取の評価をすることだけが目的ではありません。食事調査では、食品の種類や配分、嗜好、調理状況など食生活の背景も把握することができます。そのため、食事調査は栄養指導に重要なアセスメント項目です。

　病院やクリニックで用いられる代表的な食事調査方法は**表**[1]のとおりです。それぞれの食事調査方法には長所と短所があります。食べたものを可能な限り正確に申告してもらうために、また、より正確に情報収集するために、私たちは各調査方法の特徴を踏まえ、対象者によって使用する調査方法を選んだり組み合わせたりすることが大切です。

食事記録法

　食事記録法は、対象者（家族や介護者を含む）が記録用紙に記入する方法です。記録期間は施設の栄養指導の方針や対象者の状況によって異なりますが、おおよそ3日～1週間程度を記録してもらいます。

　食事記録法には、食品の重量を量り記入する方法（秤量法）と目安量を記入する方法（目安量法）の2種類があります。しかし実際には、調理段階からすべての食品を計量しながら記入する対象者が少なかったり、惣菜やレトルト食品、弁当の利用が含まれていたりと、秤量法と目安量法が混在したものになることがほとんどです。した

表 ● 病院やクリニックで用いられる代表的な食事調査方法（文献1を参考に作成）

調査方法	概要	実施者	長所	短所	実行・評価がむずかしい対象者など
食事記録法	・数日〜1週間程度の食事内容を記録する ・秤量法と目安量法がある	対象者もしくは家族、介護者	・記憶に依存しない ・計量と記録が正確にできれば、より正確な摂取栄養量を算出できる	・対象者の負担が大きい ・ふだんの食事と異なる場合がある ・記入漏れがある（確認が必要となる）	・記入ができない者 ・調理をしない者
24時間思い出し法	・調査時点からさかのぼって24時間分の食事内容を聞きとる	管理栄養士（調査者）	・対象者の負担が少ない	・記憶に依存する ・実施者の技量、経験値が算出結果に影響する ・詳細に聞きとるほど時間がかかる	・記憶が曖昧となる者 ・調理や食事準備を他者に強く依存する者
食物摂取頻度調査	・数十〜百数十項目の食品の摂取頻度を回答する調査用紙を用いる	対象者もしくは家族、介護者、管理栄養士（調査者）	・簡単に調査を行える ・調査数が多い場合に便利である ・短時間で結果が集計できる ・平均的な摂取量の評価ができる	・記憶に依存する ・質問項目に依存する ・食品群の摂取状況の評価が主となる（食品ごとの分析ではない）	・食品や食品群の摂取に大きな偏りがある者

【注意】
・いずれの食事調査もすべての対象者で実施可能であるが、対象者の負担やより正確な情報を得る方法を判断する
・継続的な食事調査の評価は、同一の食事調査を用いることが基本である
・食事調査は、対象者の季節的な嗜好に影響を受ける
・「日本食品標準成分表」は、実際に摂取している食品の栄養素量と同じではなく誤差が生じる

がって、記録漏れも含めた記録内容を確認する時間が必要となります。また、この方法は対象者の負担が大きく、日常の食事を反映しない可能性もあります。

24時間思い出し法

　24時間思い出し法は、管理栄養士（調査者）が対象者に食事内容を聞きとる方法です。前日または調査時点からさかのぼった24時間分の摂取した食べものを聞きとります。食事記録法がむずかしい対象者や栄養指導当日に食生活状況を把握する必要がある場合（栄養指導の間隔が長い、単発の栄養指導時など）に用いられることが多い調

査法です。

　対象者の負担は小さいですが、対象者が回答する分量や料理の調味について、聞きとる側はより正確に推定しなければなりません。そのため、算出結果は管理栄養士側の技量に影響を受けます。また、くわしく問診すればするほど時間がかかることから、対象者の問題となる食生活・食行動をイメージしながら的確に問診する経験値も必要です。

　問診時には、食品カードや写真、フードモデルを用いたり、手のひらを使ったりしながら摂取量の確認をするとよいでしょう。

食事調査の組み合わせ

　食事調査による食事摂取量評価時には、患者にあらかじめ食事を撮影してもらっておくと便利です。記録漏れや食品の種類、調理方法などを確認することができます。また、可能であれば食事の前後の写真もあると、残食の有無をみることができます。

そのほかの調査法

　機械学習をはじめとした人工知能（artificial intelligence：AI）技術は、さまざまな分野で研究がすすんでおり、私たちの生活のなかに取り入れられています。食事摂取量の評価に関しても、AIを用いたアプリがすでに構築されています。スマートフォンで撮影した食事からエネルギーや栄養素の摂取量を算出し、栄養管理のフォローまで行うアプリもあります。日常的にスマートフォンを利用する対象者であれば便利かもしれません。

　ただ、AIを用いた食事摂取量の評価はあくまでも目安の摂取栄養素量であることや、家庭での調理では調味料が判定しづらいことなど、評価が不確定な部分もあります。病態や重症度に応じて聞きとりを追加するなど、病態別の強化ポイントを含めた個別の対応が必要となります。今後のAI技術の進化にも期待したいところです。

手ばかり栄養指導法

　管理栄養士は、対象者の必要栄養素量や摂取栄養素量、食品構成表など食品や食品

●食事バランスガイド（サービング［SV］については厚生労働省・農林水産省の「食事バランスガイド」を参照）

エネルギー 2,200 ± 200kcal 成人 18～69歳 身体活動量： 男性低い、 女性 ふつう以上	主食	副菜	主菜	牛乳・乳製品	くだもの
	5～7つ	5～6つ （1つ＝ 約70g）	3～5つ （1つ＝ たんぱく質6g）	2つ	2つ
	食パン 4枚切り1枚 うどん1玉 ご飯200g	野菜 350g以上 ［緑黄色野菜 120g以上 そのほかの野菜 230g以上］	卵1個 または 納豆1パック さけ80g 豚もも80g	牛乳1パック （200mL）	みかん1個 りんご半分

男性 80g

モデル例

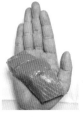

10cm
9cm

両手にのる量

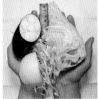

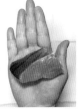
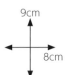

9cm
8cm

＋きのこ類の十分な摂取

女性 60g

●透析食（展開例）

（目安） 1,800～ 1,900kcal たんぱく質 66.0g	うどんのみ 注意 ＊汁は飲まな い、またはご 飯 200g に 変更	野菜 330g ［＊緑黄色野菜 80g そのほかの野菜 250g］	同じ	なし	どちらか

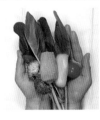

カリウムが多い緑黄色野菜を調整する。
きのこ類は、片手（20g程度）を目安にする。

＊エネルギー量の調整は、主食量の増減や、調理法（炒める、揚げる、蒸す、など）で調整する
＊肉類の部位によるエネルギー量の違いにも配慮する

図 ● 食事バランスガイドを例にした手ばかり法の活用例と透析食への利用例

群を数値で取り扱うため、栄養指導時においても数値で指導を行いがちです。しかし、すべての対象者が、数値を実際の食品量につなげることはできません。また、フードモデルがそろっている施設も少ないです。

　手のひらをメジャーにして具体的な量を覚えてもらう「手ばかり栄養指導法」は、簡便で年代や病態を問わず便利です。卵やいも、バナナのように、1個、1本単位で食べる身近な食品は、管理栄養士が2分の1個、4分の1本と指導しても対象者は理解しやすいですが、肉や魚、野菜などは、手のひらを用いて具体的な量を示すとよいでしょう（図）。また病態別でも、その特徴ごとにポイントを加えれば、手ばかりでの栄養指導が可能です。手のひらの大きさは個人差がありますが、おおよその食品群の目安を覚えることができます。

●引用・参考文献 ・・

1) 厚生労働省. "食事摂取状況のアセスメントの方法と留意点". 「日本人の食事摂取基準（2020年版）」策定検討会報告書. 23-33, (https://www.mhlw.go.jp/stf/newpage_08517.html, 2022年11月閲覧).

MEMO

第 3 章

ステップアップ
ポイントがわかる
栄養指導のすすめ方

1

2型糖尿病患者の栄養指導

医療法人社団青泉会下北沢病院栄養科管理栄養士 ● 山本瑞恵 (やまもと・みずえ)

2型糖尿病患者の栄養指導のポイント

●指導内容の個別化の重要性

　食事療法の基礎を説明し、昨今話題となっている低糖質の本来の意味を伝えていくことはもちろんですが、生活習慣が多様化しているなかで個々のライフスタイルに合わせた食事のアドバイスを行うことはとくに重要です。臨床所見や身体所見だけでなく、食事記録や生活習慣の聴取などで定期的に評価を行いながら、実行と継続が可能な小目標の設定と成功体験をくり返します。そうすることで、無理なく食事療法を習得してもらいます。

●高齢者糖尿病患者における血糖コントロールの目標設定の確認

　今症例は高齢の糖尿病患者です。高齢の糖尿病患者については、2016年に日本糖尿病学会と日本老年学会より「高齢者糖尿病の血糖コントロール目標（HbA1c値）」が発表されました。合併症や併存疾患が多い高齢者に対しては、ただHbA1c値を下げるだけでなく、年齢、経口薬の種類、インスリン製剤の有無、認知機能、日常生活動作（activities of daily living；ADL）を確認しながら、血糖コントロールの目標値に合わせて指導していきます。HbA1c値が低い人へは、必要に応じて低血糖の有無も確認し、低血糖予防に努めます。また、サルコペニアやフレイルの予防にも努め、生活の質（quality of life；QOL）を維持できるようにサポートしていきます。

症例

●患者紹介

患者：A さん、80 歳代、女性。主婦。

家族構成：夫（リタイア後）との 2 人暮らし。娘は独立し、近所に住んでいる。

主訴：足底や足先のしびれ感、足のむくみ。

診断：2 型糖尿病。

家族歴：祖父、兄弟。

既往歴：C 型肝炎、過敏性腸症候群、血小板減少症。

現病歴：50 歳代前半に C 型肝炎で入院した際、検査結果で 2 型糖尿病と診断された。近年血糖コントロールが悪化傾向にあり、治療の見直しと足病変の評価も兼ねて X － 4 年 10 月に当院を紹介受診。

身体所見：身長 147.9cm、体重 40.5kg、BMI 18.5kg/m^2、IBW 48.1kg、血圧 117/62mmHg。

検査値：HbA1c 7.7％、随時血糖 221mg/dL、LDL-C 95mg/dL、HDL-C 93mg/dL、TG 56mg/dL、AST 19U/L、ALT 15U/L、γ-GT 32U/L、Alb 4.2g/dL。

栄養指示量：エネルギー 1,400kcal（29kcal/kgIBW）。

患者背景：料理好きで惣菜などを利用する習慣はなし。以前はいろいろなものをつくって夫と晩酌をしたり、週 1 回外食をしたりするのが楽しみだったが、C 型肝炎での入院を機に食生活が一変。退院後は低エネルギー・低脂質の食事とカーボラストを心がけていたとのこと。揚げものや肉類はほぼ摂取せず、少量の炭水化物（米飯 50g 程度）と野菜が中心で外食もしていない。既往に過敏性腸症候群があり、ストレスが多いときに腹部症状が出現する。実際に暴飲暴食はなく食事摂取量も少なめだが、糖尿病が悪化傾向であった。

薬剤：ナテグリニド（スターシス®）。

●指導計画・目標

①正しい食事療法の知識習得

間違った食事制限を継続しており、また「食べる楽しみ」も失っていると考えられた。糖尿病の食事療法を正しく理解し、食べる楽しみを再度もってもらう。

②必要栄養量の確保

食事記録より 1,100kcal/ 日程度の摂取であると推測され、必要エネルギー量を確保できていない。もともと痩せ型であるが、体重目標を＋ 2kg としてサルコペニア・フ

レイルの予防にも努める。

③食後高血糖の是正

　間歇スキャン式持続血糖測定器（intermittently scanned continuous glucose monitoring：isCGM）の FreeStyle リブレ（以下リブレ）を装着することによって血糖値がみえる化され、血糖値スパイクのリスクと、抑制するための食事について指導する。

●実際の指導

登場人物紹介

患者 A さん　　管理栄養士

初回指導

 管理栄養士：自宅での食事について、いろいろ教えてほしいのですが、その前に、食事のことで現在悩んでいることや困っていることはありますか？

 A さん：本当は料理が好きで、食べることも、とても好きです。でも、入院してこの食事を続けたほうがよいといわれたから……。糖尿病が悪くならないように、揚げものや間食は一切食べないようにして、量は控えめでヘルシーな食事を心がけています。自分で好きなものをつくって食べられないのがつらいけれど、こんな体になってしまったから仕方ないですね。

 管理栄養士：A さんは料理が好きなのに、自由につくって食べられないのはつらいですね。[①] これからは自由に食べながらほどよく気をつけていく食事に変えたほうがよいですね。A さんに今必要なのは「もっと食べること」[①] です。

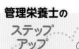

管理栄養士の
ステップ
アップ
ポイント ①

栄養指導をはじめる前に、患者の現在の状況を把握していきます。明らかに暗い表情をしていたため、ゆっくりと思いを傾聴・共感しつつ、糖尿病への理解度を確認します。そのなかで指導内容の優先順位を決めていきます。

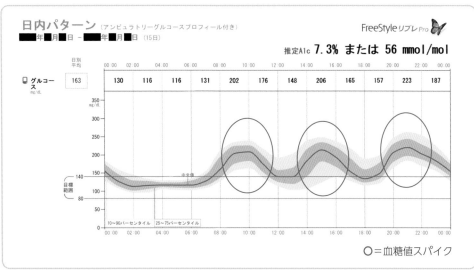

図 ● FreeStyle リブレの結果

 Aさん：もっと食べるのですか？ 食べると血糖値が上がって、よけいに悪くなるのではないかと心配です。

 管理栄養士：たしかに食事をすると血糖値は上がりますが、ここで重要なのが「何をどれくらい食べるか」と「食べる順番」です。Aさんの場合、量は少なくてヘルシーな食事なのに、血糖コントロールが改善しにくい状況です。その原因に食後血糖値が急激に上昇する「血糖値スパイク」が関係しているかもしれません。[②] リブレの結果をみると、毎食後に血糖値スパイクが起こっています（図）。

 Aさん：どうして起こるのでしょうか。

 管理栄養士：血糖値スパイクは食べすぎだけが原因ではなく、「おかずが少なすぎること」でも起こります。とくにたんぱく質が不足してい

管理栄養士の ステップ アップ ポイント②

患者の現状を把握できたら、具体的な説明へうつります。リブレの結果説明と食事記録をもとに食習慣の聞きとりを終えたら、糖尿病の食事療法の基礎知識を説明し、患者に向けてより具体的な食事の説明をします。リブレを使用したことで24時間の血糖変動が理解しやすくなります。

て、野菜とご飯の組み合わせが多くなっているので、肉や魚などのたんぱく質を含んだおかずを毎食1品は食べるようにしましょう。[3] たんぱく質をとることは高血糖の予防だけでなく、サルコペニアやフレイルなど筋肉量が減少する高齢者に起こりやすい症状の予防にもつながるので一石二鳥の効果があります。

Aさん：野菜を食べることが大事だと思っていました。肉はとくにエネルギーが高いため、控えめにしていました。

管理栄養士：これまでは「高血糖＝高エネルギー」という考え方が一般的でした。ところが今は「高血糖＝高糖質」に変わってきており、ステーキや唐揚げなどを食べても血糖値は上がりにくいです。野菜を食べることはもちろん大事ですが、気をつけなければいけないのが、いもやかぼちゃなど野菜だと思っていた食べものや、「ヘルシーな食材」として注目されていた春雨です。野菜やヘルシーな食材のなかでも血糖値を上げやすい食べものがあるので、注意が必要です。

Aさん：知らなかったです。いもやかぼちゃは好きだから、よく食べていました。本当に正反対の食事をしていたのですね。

管理栄養士：ちなみに、食べる順番は問題ないのでこのままで大丈夫ですが、たんぱく質を先に食べるようにすると、より血糖値は上がりにくくなります。糖質はひかえめがよいとはいえ、最低限は必要なので、ご飯を100gは食べたほうがよいですよ。[4]

管理栄養士の ステップ アップ ポイント③

食事記録と照らし合わせて説明することで、血糖値スパイクを起こしているのはどのような食事をしていたときかなど、食習慣の注意しなければならないポイントが明確となり、実行しやすくなります。

管理栄養士の ステップ アップ ポイント④

必要な食事量は数値で説明します。しかし、理解が得にくい場合も多いため、フードモデルや糖尿病の『食品交換表』を用いて、より具体的にイメージしやすいようにしていきます。

Aさん：気をつければ、ご飯も食べてよいのですね。

管理栄養士：糖尿病の食事と聞くと「病気の人が食べる食事」や「食べものをがまんして減らしていく」と考える人も多いですが、いわゆる「健康食」なので、むしろ元気な人が健康維持のために食べたほうがよい、お手本のような食事です。Aさんとご主人の健康のためにも、Aさんがいろいろな料理をつくって一緒に食べて、夕食時にはまた楽しく晩酌するのはいかがですか？

Aさん：お酒も飲んで平気なのですか？

管理栄養士：お酒もまったくだめではないので、具体的な量は主治医に確認してみましょう。それから、もっとも大切なのは「楽しんで食事をすること」なので、お酒も楽しみの一つとして取り入れてください。

Aさん：わかりました。いろいろ食べてもよいといわれてびっくりしました。食べると血糖値が悪くなりそうで少し怖いですが、やってみます。

管理栄養士：きっと不安が大きいと思うので、Aさんのペースで少しずつ変えてみましょう。⑤

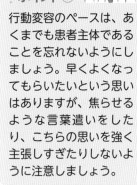

管理栄養士の ステップアップポイント⑤

行動変容のペースは、あくまでも患者主体であることを忘れないようにしましょう。早くよくなってもらいたいという思いはありますが、焦らせるような言葉遣いをしたり、こちらの思いを強く主張しすぎたりしないように注意しましょう。

3回目指導（初回より18週間後）

　2回目は食事を変えることにまだ不安がありました。食事量を増やしたぶん欠食をすることも増えていたため、1日3回食事をする重要性について説明して終了していました。また、2回目指導後から、経口薬がビルダグリプチン・メトホルミン塩酸塩

配合（エクメット®）と、グリメピリド（アマリール®）へ変更となりました。

 管理栄養士：前回より少し体重が増えましたね。食べる量も少し増えてきましたか？

 Aさん：はい。いわれたように1日3回食事をとるようにして、たんぱく質も1品は取り入れるようにしました。ご飯も100gは食べるようにしています。最近、体重が増えてきて調子がよくなりました。

 管理栄養士：それはよかったです。食事を変えるのに勇気が必要だったと思いますが、がんばっていますね。その効果もあってか、今日はHbA1cもよくなっています。⑥ 顔色もよいし、楽しそうですね。何かよいことがありましたか？

 Aさん：血糖もよくなっていますか？ 食べる量は増えているのにうれしいです！ じつは今晩、主人といつも行っていたお店に久しぶりに行く予定です。ときどきバイキングにも出かけるようになりました。主人も楽しそうにおいしそうな店をみつけてきてくれるので、最近は一緒に外食するのが楽しみになっています。

 管理栄養士：食事が楽しくなって、なによりです。⑦ 好きな料理もたくさんつくっていますか？

 Aさん：はい。食べたいものをつくって主人と一緒に食べています。ただ、カレーがつくりたいのですが、血糖値が心配で……。それだけはまだつくっていません。

 管理栄養士：カレーも食べて大丈夫ですよ。心配であればカレールウを減らしてつくる方法もありますし、具材を変えてみるのもよいと思い

管理栄養士の ステップアップポイント⑥

血糖コントロールは改善していましたが、薬だけの効果ではなく、患者自身が食事療法に意欲的に取り組んでいることや、新たな目標を立案できたことを称賛します。

管理栄養士の ステップアップポイント⑦

患者自身から「食事が楽しい」という発言があったことに着目し、食べることで血糖コントロールも改善したという成功体験や、体重が増えても体調はよくなることを実感してもらいます。また食事は1日3回バランスよく食べることを習慣化してもらうことが重要です。

ます。Aさんは食事のバランスはばっちりなので、ときどき冒険してみるのもよいですよ。

 Aさん：そういってもらえて安心しました。今度カレーもつくってみます。

6回目指導（初回より44週間後）

　血糖コントロールが安定しているため、受診間隔が2～3ヵ月に1回となりました。受診時に合わせて、定期的に指導を行っています。

 Aさん：食事は大きく変わっていません。カレーも定期的につくるようになりましたし、揚げものも少し食べるようになりました。もらいもののお菓子も食べています。

 管理栄養士：好きなものも食べられてよかったです。お菓子は食後に続けて食べたほうが、血糖値は乱れにくいです。ただし、夕食後はできるだけ控えたほうがよいですよ。あとはこのまま楽しく食べて、続けていきましょう。

 Aさん：血糖値はよくなっていますか？　もっと下げたほうがよいでしょうか？

 管理栄養士：Aさんは、今のままで大丈夫です。年齢と飲んでいる薬を考えると、低血糖になるほうがよくないので、現状維持がいちばんよいです（表）。

＊　＊　＊

　以降コロナ禍となり、娘と同居することになってのストレスや運動不足により、一時的にコントロールが悪化した時期もありました。しかし、食事療法を継続することで経口薬を変更することなくコントロールは改善し、現在も指導継続中です。

第1章　第2章　第3章　第4章

ステップアップポイントがわかる栄養指導のすすめ方

表 ● 検査値の推移

項目（単位）	初回	2回目 (初回より13週間後)	3回目 (初回より18週間後)	6回目 (初回より44週間後)
HbA1c（%）	7.7	8.0	7.4	7.2
随時血糖値 (mg/dL)	221	139	117	151
体重（kg）	40.5	41.6	42.3	42.2
Alb（g/dL）	4.2	4.0	4.0	4.3

症例の考察

　Aさんは長年、食事療法について間違った認識のままであったため、まずは食事をしっかりとることの有用性とバランスのよい食事について理解してもらうことが優先順位として高いと判断し、指導を開始しました。糖尿病の食事は適量を食べることが大切なので、摂取量が少ない人へは食べるように促します。今までAさんは「○○は食べてはいけない」と考えて、食事はがまんするものであるととらえていました。そこで、「食べ方を工夫すれば、食べてはいけないものはない」と、食事をすることを前向きにとらえてもらえるように、否定的な言葉や言い回しはしないようにしました。

　また、HbA1c値をとにかく下げなくてはならないと思っていたため、HbA1c値を必要以上に下げることのデメリットも、くり返し説明しています。

　高齢者では、QOLの低下によるサルコペニア・フレイルの問題が懸念されます。Aさんはコロナ禍になってからは外出制限などで活動量が著しく低下しました。そのため、筋肉量維持のためにも必要エネルギーと適量のたんぱく質が確保できているかどうかを定期的に確認し、自宅でできる運動を理学療法士に教わり、伝えるようにしました。

　栄養指導の際、患者の反応や理解度に合わせて話し方にも変化をつけ、専門用語はできるだけ使用せずに、わかりやすい言葉で説明するようにします。また患者との信頼関係の構築もとても重要です。食事の話をすることは大切ですが、時には愚痴をこぼしてストレスを発散してもらい、ふだんは聞けないようなエピソードを知ることで生活や心境の変化に気づくことができます。また、その情報を多職種で共有することで、患者中心のサポート体制をととのえていきます。

●引用・参考文献 ・・

1) 日本糖尿病学会・日本老年医学会編著. 高齢者糖尿病治療ガイド 2021. 東京, 文光堂, 2021, 120p.
2) 日本糖尿病学会編・著. 糖尿病食事療法のための食品交換表 第 7 版. 日本糖尿病協会・文光堂, 2013, 132p.

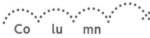 私が栄養指導時に 心 がけていること

雑談のなかに重要なヒントがたくさん

あらたまって生活習慣を聞き出そうとしたり栄養について説明したりすると、患者も身がまえてしまい表面的な話しか聞けない場合があります。旅行に行った話や家族の愚痴、ペットの話など、日常生活の何気ない会話のなかで生活習慣や生活の変化を聞き逃さないようにしています。そのために、初回指導だけはしっかり聞きとりを行うことで患者の情報を把握し、2 回目以降は 7 〜 8 割は患者に話をしてもらいます。また、患者によっては「今回はしっかりと説明をする日」と決め、メリハリをつけて指導を行う場合もあります。いずれにしても、日常を知ることができる雑談は私の栄養指導では欠かせないと思っています。

2 慢性腎臓病患者の栄養指導

昭和大学藤が丘病院栄養科主査 ● 宮永直樹
みやなが・なおき

慢性腎臓病患者の栄養指導のポイント

●身体計測・血液検査項目の確認と使用する指導媒体

身長と体重は、かならず確認すべき項目です。とくに体重の推移を確認することで、患者のエネルギー摂取量の変動や浮腫の状況、栄養状態を評価できます。

血液検査項目は、赤血球（RBC）、ヘモグロビン（Hb）、ヘマトクリット（Ht）、総たんぱく質（TP）、アルブミン（Alb）、血中尿素窒素（BUN）、尿酸（UA）、クレアチニン（Cre）、ナトリウム（Na）、カリウム（K）、リン（Pi）、重炭酸塩（HCO_3^-）を確認します。加えて尿検査は尿たんぱく量や血圧などを確認し、腎機能や脱水の有無、合併症の状況、栄養状態、食事療法の実施状況を評価します。

患者の病態や理解度に合わせて指導する必要があります。そのため、指導媒体は最低限とし、手書きを中心に指導することが望ましいです。

●重要な合併症と栄養指導時の注意点

慢性腎臓病（chronic kidney disease；CKD）の合併症にはおもに高窒素血症や高尿酸血症、高カリウム血症や高リン血症などの電解質異常、代謝性アシドーシス、腎性貧血、二次性副甲状腺機能亢進症などがあります。それらに対して薬物療法を行っている場合があり、いずれの薬物も食事療法と密接な関係にあります。管理栄養士は作用の特徴や副作用などを理解し、食事療法とともに的確な指導が必要です。

症例

●患者紹介

患者：Aさん、80歳代、女性。

家族構成：息子、義娘、孫との4人暮らし。

主訴：とくになし。

診断：慢性腎臓病。

原疾患：腎硬化症疑い。

既往歴：高血圧、脂質異常症。

現病歴：20年以上前から高血圧を指摘されており、近医で加療していた。8年前より腎機能が徐々に低下し、透析導入を見据えて当院腎臓内科に紹介となった。すでに末期腎不全の状態であり、食事療法を含めた保存的加療を実施していくことになった。

身体所見：身長155.0cm、体重59.0kg、BMI 24.6kg/m^2、血圧159/59mmHg、下腿浮腫あり。

血液検査（初回）：RBC 366 × 10^4/μL、Hb 8.9g/dL、Ht 33.1%、Alb 3.8g/dL、BUN 92.5mg/dL、UA 4.2mg/dL、Cre 4.21mg/dL、Na 131mEq/L、Cl 102mEq/L、K 6.4mEq/L、Ca 8.6mg/dL、Pi 6.1mg/dL、HCO$_3^-$ 19.6mmol/L、eGFR 8.5mL/min/1.73m^2。検査値の推移は**表1**のとおり。

尿検査：たんぱく定性（＋1）、定量3.37g/gCre、潜血（－）。

超音波検査：腎臓サイズは右89 × 45mm、左88 × 40mm。

薬剤：アジルサルタン（アジルバ®）20mg、アムロジピンベシル酸塩5g、フロセミド20mg、フェブキソスタット（フェブリク®）20mg、アトルバスタチンカルシウム水和物5mg、球形吸着炭（クレメジン®細粒分包）2g、ポリスチレンスルホン酸カルシウム10g、炭酸水素ナトリウム2g、ロキサデュスタット（エベレンゾ®）100mg（週3回）。

患者背景：日常生活動作（activities of daily living；ADL）は自立しており、毎日1時間程度の散歩をしている。食事はすべて本人が準備しており、自炊中心の生活である。高血圧を指摘された当初から食塩制限に取り組み、漬けものは中止してうす味を意識していた。

栄養指示量：エネルギー1,500kcal/日（28.4kcal/kgIBW/日）、たんぱく質40g/日

表 1 ● 検査値の推移

項目（単位）	1 年前	6 ヵ月前	3 ヵ月前	初回	2 回目（3 週間後）	3 回目（2 ヵ月後）
体重（kg）	59.0	59.0	59.0	59.0	58.6	58.0
TP（g/dL）	6.3	6.5	6.6	6.8	6.3	6.5
Alb（g/dL）	–	–	–	3.8	3.5	3.7
BUN（mg/dL）	65.0	79.0	74.0	92.5	63.0	47.3
UA（mg/dL）	4.3	4.6	4.7	4.2	5.5	5.2
Cre（mg/dL）	3.46	3.74	3.93	4.21	4.36	3.56
eGFR（mL/min/1.73m^2）	10.5	9.7	9.1	8.5	8.1	10.2
K（mEq/L）	5.7	5.8	5.8	6.4	5.0	4.6
Pi（mg/dL）	4.8	5.1	5.5	6.1	5.9	4.5
HCO$_3$$^-$（mmol/L）	–	–	–	19.6	–	26.1
Hb（g/dL）	8.0	8.6	8.2	8.9	9.3	10.4
尿たんぱく（g/gCre）	–	–	–	3.37	–	2.00

※初回指導時にポリスチレンスルホン酸カルシウムを 10g から 15g へ増量。

（0.76g/kgIBW/ 日）、食塩 6.0g/ 日未満。

●指導計画・目標

①目標

透析導入の遅延。

②指導計画（初回指導時）

・食事療法の必要性と効果を伝える。

・食事療法の概要（必要エネルギーの確保とたんぱく質制限）を伝える。

・主食にたんぱく質調整食品を利用する。

・副食量を調整する。

・食品の計量と記録をする。

●実際の指導

登場人物紹介

　患者Aさん　　管理栄養士

初回指導

　管理栄養士：Aさん、こんにちは。管理栄養士のNです。本日は慢性腎臓病に対する食事療法について説明します。まず、主治医からAさんの腎機能についてどのような説明があったか、それから食事療法に対してどのように思っているかを確認させてください。①

　Aさん：腎機能がかなり低下していると説明されました。そろそろ透析を考えなければならないようですね。仕方ないとは思っていますが、できることならまだ透析はしたくないです。食事療法については必要なことであればがんばりたいと思っていますが、どうなのでしょうか。

　管理栄養士：腎機能が慢性的に低下している場合は食事療法が必要です。食事療法の必要性とその効果や内容を理解してもらうために、腎臓の役割や機能について説明させてください。②
Aさんは、腎臓が何を行っている臓器かご存じでしょうか？

　Aさん：いわれてみれば、よく知らないですね。

　管理栄養士：（表2の資料をみせながら）腎臓は老廃物の排出を行う臓器です。全身の血液を濾過し、老廃物を尿として体外に排出します。

管理栄養士の
ステップ
アップ
ポイント①

患者の病識や治療に対する意欲を確認することは、栄養指導内容を検討するうえで重要な判断材料となります。病識が欠如している場合は、慢性腎臓病の病態から十分に指導する必要があります。

管理栄養士の
ステップ
アップ
ポイント②

食事療法の知識や技法よりも先に、食事療法の必要性やその効果を十分に説明します。患者に、腎機能低下の進行を抑制するためには食事療法が必要であると納得してもらうことが重要です。

第1章
第2章
第3章
第4章

ステップアップポイントがわかる栄養指導のすすめ方

表2 ● 慢性腎臓病の病態と食事療法の内容（指導資料）

腎臓のはたらき	慢性腎不全の症状	食事療法の内容
1. 尿をつくる 　①水分の調節 　②老廃物の排泄 　③カリウムやリンの調節 　④酸性・アルカリ性の調節	→むくみ →老廃物がたまる（尿毒症） →カリウムがたまる、リンがたまる →体が酸性になる	→食塩の制限 →たんぱく質の制限、十分なエネルギーの補給 →カリウムの制限、リンの制限 →たんぱく質の制限、十分なエネルギーの補給
2. 血圧の調整	→高血圧	→食塩の制限
3. 血をつくるのを助けるエリスロポエチンの分泌	→腎性貧血	→たんぱく質の制限、十分なエネルギーの補給
4. 腸でのカルシウムの吸収を助けるビタミンDの活性化	→骨が弱くなる	→リンの制限

実際の患者の病態や理解度に応じて手書きで補足を入れながら指導する。

そのため、腎機能が低下すると老廃物の排出がうまくいかず、体内にたまってしまいます。老廃物が体内にたまっていると、低下した腎機能で通常よりも多くの老廃物を排出しなければならないため、腎臓が疲弊し、さらに腎機能が低下してしまいます。

Aさん：体のなかに老廃物がたまらないようにすればよいのですね。

管理栄養士：そのとおりです。老廃物のもとはおもにたんぱく質であるため、食品中のたんぱく質を制限します。そうすることで老廃物の蓄積を抑え、腎機能低下の進行を抑制する効果が期待できます。

Aさん：なるほど。だから食事療法が必要なのですね。腎機能の低下を抑えられるのであれば、食事療法をがんばります。

管理栄養士：今後は、食事療法を実行して腎機能低下の進行を抑え、透析導入の開始を可能な限り引き延ばすことを目標にしましょう。それから、腎臓には血圧の調整やカリウムとリンの排出などの役割も存在します。そのため、腎機能が低下している場合は食塩とカリウム、リンの摂取量の制限が必要です。ただ、食品中の食塩やカリウム、リンは、たんぱく質と正の相関関係があるので、たんぱく質制限を実行すれば自動的にある程度を制限することができます。これらの栄養素の管理については、ひとまずたんぱく質制限を行いながら様子をみていきましょう。[3]

 Ａさん：安心しました。そんなにたくさんの栄養素を管理するのはたいへんですものね。

 管理栄養士：しかし、エネルギーについては注意しなければなりません。[4]　食品中のエネルギーもたんぱく質と正の相関関係があるため、たんぱく質制限を実行するとエネルギー摂取量も低下してしまいます。そうなると栄養障害をひき起こすおそれがあります。つまり、エネルギーを十分に確保しながらたんぱく質制限を行うことが重要です。

 Ａさん：エネルギーをしっかりとりながら、たんぱく質を制限すればよいのですね。たんぱく質は、どのくらいの量にすればよいのでしょうか。

 管理栄養士：たんぱく質は 1 日 40g が目標です。

 Ａさん：たんぱく質 40g ですか。あまりピンとこないですね。

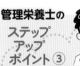

管理栄養士の ステップ アップ ポイント ③

一度に多くの栄養素を管理しようとすると患者が混乱する場合があり、注意が必要です。慢性腎臓病に対する食事療法は、たんぱく質制限を中心に考えると理解が容易になります。

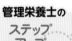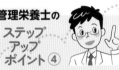

管理栄養士の ステップ アップ ポイント ④

たんぱく質制限においては、必要エネルギー量の確保についても併せて指導することが必須です。間違った方法で食事療法を行うと、摂取エネルギー量が不足し栄養障害をひき起こすリスクとなります。

ステップアップポイントがわかる栄養指導のすすめ方

表3 ● 食事内容

朝食：食パン 8 枚切り 1 枚、卵料理 or 前日の残りもの（主菜）、サラダ、牛乳 200mL。
昼食：焼きうどん（めん 0.5 人前、肉や野菜あり）。
夕食：米飯 100g、肉 or 魚料理（肉の場合は 100g 前後、魚の場合は 1 切れ）、煮もの、汁もの。
間食：なし。
飲みもの：水、お茶。

 管理栄養士：では、現在の摂取量を確認してみましょう。ここ最近の食生活について教えてください。

食生活を聞きとり（表3）、食品それぞれのたんぱく質含有量を提示したうえで1日のたんぱく質摂取量を算出しました。

 管理栄養士：概算ですが、現在の A さんのたんぱく質摂取量は 1 日 60g 前後だと思います。

 A さん：1/3 も減らさないといけないのですね。

 管理栄養士：では、たんぱく質制限をするためにはどの食品を減らしたらよいと思いますか？⑤

 A さん：1 日のたんぱく質量の占める割合が多い、肉や魚などでしょうか。

 管理栄養士：そのとおりです。ひとまず、肉や魚は 1 食 60g 程度に減量してみませんか？

 A さん：わかりました。やってみます。

 管理栄養士：お願いします。ただ、このままだと肉や魚を減量したぶん、エネルギー摂取量が減ってしまいます。どの食品を増やすのがよいでしょうか？

 A さん：うーん……。どの食品にもたんぱく質が入っているので、食品を増やそうとするとたんぱく質も増えそうです。

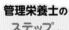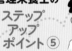

管理栄養士の
ステップ
アップ
ポイント ⑤

食事内容について患者自ら検討することによって、理解が深まり、納得できるようになります。具体的な食品の目安量は資料を用いて指導します。

表4 ● 1日の食品の目安量（指導資料）

	食品	あなたの食べる量	たんぱく質量
主食類	ご飯 パン めん類	1食ごとにいずれか1品 低たんぱくご飯 150〜180g 低たんぱくパン 100g 低たんぱくめん 100g	〜3g
くだもの・いも	くだもの・いも	それぞれ100gまで	〜2g
野菜類	野菜・海藻・きのこ	1日200gまで	3〜5g
副食の中心と なるもの たんぱく質6.0gを 含む目安量	卵 肉類（加工品を含む） 魚類（加工品を含む） ⋮ 牛乳	1日に5品 50g（Sサイズ1個） 30g（うす切り1枚） 30g（1/3切） ⋮ 200mL（小1パック）	30g （例） 朝：1品 昼：2品 夕：2品

赤字部分は、指示量や患者の食生活によって適宜変更する。

 管理栄養士：とてもよい点に気がつきましたね。エネルギーを確保し、たんぱく質制限を行うためには、主食にたんぱく質調整食品を使用する必要があります。⑥ 通常の主食と比較すると、このたんぱく質調整食品はたんぱく質を減らしていますが、エネルギーはほとんど同等です。米飯、パン、めん類それぞれにたんぱく質調整食品があるので、通常の主食から切り替えてみましょう（たんぱく質調整食品やそのほかの食品の目安量については表4の資料を用いて指導した）。

 Aさん：そのような食品があるのですね。試してみたいです。

 管理栄養士：それから、慢性腎臓病の食事療法で治療効果を得るためには正確性が必要であり、日々の栄養計算を行うことが重要です。食品の特徴を理解することにもつながり、自由な

管理栄養士の ステップアップポイント⑥

必要エネルギー量の確保だけでなく、アミノ酸スコアを低下させないためにもたんぱく質調整食品を使用する必要があります。同時に、購入方法や調理方法についても指導します。

ステップアップポイントがわかる栄養指導のすすめ方

食事療法の実行が可能となります。まずは食品の計量と記録から開始してみましょう。

Aさん：わかりました。できる限りがんばってみます。

2回目指導（初回から3週間後）

管理栄養士：Aさん、こんにちは。食事療法はいかがでしょうか。

Aさん：主食はたんぱく質調整食品に切り替えました。普通の主食とは異なりますが、食べられそうです。食品の計量や記録はできない日もありますが、可能な限り努力しています。

管理栄養士：がんばっていますね。血液検査の結果では、老廃物である尿素窒素やカリウム、リンは低下傾向ですので、食事療法の治療効果が出てきていると思います。[7]　この調子で継続していきましょう。食事記録では、夕食の肉や魚の量がやや多いようですね。

Aさん：朝食や昼食は少なめでよいのですが、夕食は家族と一緒に食事をするので、自分だけメインの料理が少ないと寂しくて……。

管理栄養士：わかりました。では、別の食事で調整してみましょう。朝食を低たんぱくパンとサラダ、くだものなど、よりたんぱく質を減らした献立にすることで、そのぶん夕食の肉や魚を増やすことができます。1日のたんぱく質の配分は自由でかまいません。[8]

Aさん：なるほど。その方法だったら家族と一緒に食事が楽しめます。早速取り組んでみますね。

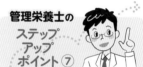
管理栄養士の ステップアップポイント⑦
検査結果を提示しながら治療効果を説明することで、食事療法の効果を実感し、アドヒアランスの向上につながります。

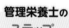
管理栄養士の ステップアップポイント⑧
慢性腎臓病に対するたんぱく質制限は、たんぱく質の配分が1日3食均等でなくてもその効果に違いはありません。患者の食生活に応じて対応することによって、より自由で満足度の高い食事療法を実行できます。

管理栄養士：食品の計量と記録はよくがんばっていますので、栄養計算も開始していきましょう（食品成分表を使用した栄養計算について指導する）。

3回目指導（初回から2ヵ月後）

Aさん：今日は主治医から「食事をよくがんばっていますね」と褒められました。検査結果もよかったようです。食事療法をがんばったかいがありました。

管理栄養士：尿素窒素やカリウム、リンは著明に低下しており、食事療法の効果が得られていると思います。栄養計算もよくがんばっていますね。

Aさん：栄養計算は少したいへんでしたが、先生の話のとおり食事療法がより自由になった気がします。肉や魚のなかでもたんぱく質が比較的少ない種類や部位があることに気がつきました。今日はおかずをたくさん食べたいなと思ったときはそういったものを選択して、いつもより使用量を多くしています。[9]

**管理栄養士の ステップアップポイント⑨**
患者自身が栄養計算を行うと、食品の栄養学的特徴を理解することにつながり、より自由な食事療法の実行が可能となります。

管理栄養士：食品ごとの特徴をとらえており、すばらしいですね。この調子で継続していきましょう。

症例の考察

　本症例はすでに末期腎不全の状態であり、早急で正確な食事療法の実行が必要でした。患者は現在の腎機能を把握できており、治療意欲が高かったため、初回指導で食事療法の必要性と効果、食事療法の概要、食事療法の具体的な方法、食品の計量と記

録など多くのことを指導できると判断しました。栄養指導の内容は、患者の病識や治療に対する意欲、慢性腎臓病の原疾患、腎機能とその低下速度、患者の理解度を考慮しながら判断することが重要です。

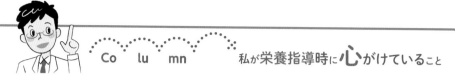

Column　私が栄養指導時に心がけていること

患者の理解と納得を優先

　一般的に、患者にとって食事療法は努力を強いることであり、けっして楽な治療ではありません。そのため、食事療法の知識や技法のみの指導では「やらされている治療」となってしまい、患者が主体的に食事療法を実行・継続することは困難です。食事療法の必要性やその効果を患者自身が十分に理解して納得することで、主体的な食事療法の実行と長期継続が可能となります。

3 血液透析患者の栄養指導

医療法人永仁会永仁会病院診療技術部栄養管理科科長 ◉ **大津明日美**
（おおつ・あすみ）

血液透析患者の栄養指導のポイント

●身体計測・血液検査項目の確認と使用する指導媒体

　透析では、透析間の体重増加から体重増加率（増加量÷ドライウエイト［DW］×100）を算出し、中1日で3%、中2日で6%以内に収めることを目標とします。併せて、体重増加率の変化も注視しましょう。また、体成分分析装置やキャリパー、メジャーを用いて筋肉量や体脂肪量を、体液量の状態として浮腫、血圧、体水分均衡（ECW/TBW）を定期的に評価します。血液検査では、血中尿素窒素（BUN）、カリウム（K）、リン（Pi）値に注目します。すべて高値なら過食、低値なら摂取量不足が推測されます。ただしK値の上昇は消化管出血の影響、Pi値の上昇は服薬忘れや便秘の影響もあるため、それらの確認も必要です。栄養状態の指標としてのアルブミン（Alb）値や、たんぱく質摂取量を反映するたんぱく異化率（nPCR）も確認します。

　指導媒体として、透析食の基本である食糧構成表（図1）を用いて、患者ごとに説明します。高カリウム血症、高リン血症には、指導資料を作成して必要に応じて活用します。

●重要な合併症と栄養指導時の注意点

　重要な合併症は、透析患者の死因1位である「心不全」です。高血圧や体液過剰が原因の一つといわれており、食塩や水分の管理が重要です。慢性腎臓病に伴う骨・ミネラル代謝異常（chronic kidney disease-mineral and bone disorder；CKD-MBD）による高リン血症は血管石灰化をまねき、心血管リスクや死亡リスクに関与します。また高カリウム血症は不整脈を誘発するため、注意が必要です。

　死因2位の「感染症」は、低栄養により免疫力が低下するなど栄養状態の関与が大

食糧構成表

①十分なエネルギー摂取のため、主食をしっかり食べること。
②バランスよく（過不足なく）おかずを食べ、合併症を予防する。
③浮腫の予防のためにしっかり減塩し、水分摂取を制限する。

あなたの目標量

エネルギー　　　　　kcal、たんぱく質　　　g（P　　　mg、K　　　mg）

食事のポイント	あなたの量
主食　ごはんやパン、麺類などです。 大切なエネルギー源で、体温を保ち、活動する力となります。 不足すると栄養障害を招くので、しっかり3食食べましょう。	g×3食
主菜　肉や魚、卵、大豆製品などのおかずです。 良質なたんぱく質源で、体の筋肉や血液の素となります。 但し、食べ過ぎは高リン血症を招くので注意しましょう。 【リンの多い食品】乳製品（牛乳・ヨーグルト・チーズなど）、しらす干しなどの小魚、レバー、卵、ナッツ類、加工食品には要注意！	1皿　　g×3つ
副菜　野菜や芋類、海藻類、果物などのおかずです。 ビタミンや食物繊維が豊富で、体の調子を整えてくれます。 但し、食べ過ぎは高カリウム血症を招くので注意しましょう。 【カリウムの多い食品】芋類、緑黄色野菜、海藻、豆類など。 特に乾物（干し柿、干し芋など）やジュース類には要注意！	野菜小鉢4～5つ 果物50g　芋類50g
食塩　食塩はしょっぱいと感じなくても含まれています。 食塩過剰は浮腫をまねき、透析間体重増加につながります。 透析が長くなると心不全の原因となります。 【食塩の多い食品】加工食品、漬物、汁物、麺類、丼物など	1日　6g （1食　2g） ※ナトリウム400mg ≒食塩1g
水分　水分は飲み物ばかりでなく、果物や野菜、お粥、豆腐などの食品・料理にも注意が必要です。 透析間体重増加は、ドライウェイトの3～6％に調整しましょう。 　　　　　　　　（中1日）（中2日）	できるだけ少なく

【コメント】

図1 ● 食糧構成表

きいため、適切な栄養管理が重要です。

症例

●患者紹介

患者：Aさん、40歳代、男性。

家族構成：妻、娘との3人暮らし。

原疾患：不明（慢性糸球体腎炎）。

現病歴：X 年、当院にて血液透析導入。X＋3 年、他院にて腎移植し、透析離脱。X＋14 年、移植腎機能低下。X＋17 年、血液透析再導入。外来維持透析目的で当院に転院し、透析開始。

身体所見：身長 160.0cm、DW 51.0kg、BMI 19.9kg/m^2、IBW 56.3kg。

処方：プレドニゾロン錠 5mg、1 日 1 回。タクロリムス水和物カプセル 1mg、1 日 1 回。シンバスタチン錠 5mg、1 日 1 回。ラベプラゾールナトリウム錠 10mg、1 日 1 回。イコサペント酸エチルカプセル 900mg、1 回 1 包、1 日 2 回。カルシトリオールカプセル 0.5μg、1 日 1 回。ダルベポエチンアルファ（透析時、静脈投与）。

初回時検査データ：WBC 13,890/μL、Hb 7.3g/dL、Ht 24.4%、BUN 75.9mg/dL、K 4.5mEq/L、Pi 6.5mg/dL、Alb 3.7g/dL、CRP 2.73mg/dL、TTR（PA）29.2mg/dL、hANP 152.0pg/mL。

患者背景：20 歳代で透析導入し 3 年後に離脱したが、今回再導入となり当院に転院してきた。最初の透析導入時から、当院で継続的に栄養（食事）指導を行っている。透析離脱後は他院にて数回の栄養指導を受けたが、再導入時の透析治療や食事療法についての理解は十分とはいえなかった。

初回栄養指示量：エネルギー 1,700kcal（30kcal/kg IBW/ 日）、たんぱく質 60g（1.0g/kg IBW/ 日）、食塩 6.0g。

●指導計画・目標

①腎臓病の病態と透析療法を理解する

・腎臓病の病態や透析療法を理解する。

・検査値の見方を理解する。

②透析食を理解する

・食事療法の必要性を理解する。

・高リン血症や高カリウム血症、透析間体重増加の原因が自分でわかる。

・料理の組み合わせや適量を考え、食事をすることができる。

●実際の指導

登場人物紹介

患者 A さん　　管理栄養士

初回指導（導入時）

 管理栄養士：こんにちは。管理栄養士のＮです。これから毎月、Ａさんの食事を確認しますので、疑問や不安なことがあれば教えてくださいね。① 以前、当院で透析をしていましたね。リンやカリウム、水分制限など、食事について何か覚えていますか？

 Ａさん：栄養指導を受けたと思うのですが……。リンやカリウムって、何ですか？ 昔のことで覚えていません。

 管理栄養士：そうでしたか。その後、移植をして10年間がんばりましたね。② そのころの食事はいかがでしたか？

 Ａさん：減塩はしなさいといわれたので、しょうゆを減らしていました。

 管理栄養士：肉や魚を減らしたり、ご飯を腎臓病用のものに変えていましたか？ ③

 Ａさん：腎臓病用のご飯をすすめられて数回食べましたが、続きませんでした。肉や魚は普通に食べていました。

 管理栄養士：わかりました。いろいろと教えていただき、ありがとうございます。透析は、ずっとつき合っていく治療です。今まで腎臓は24時間365日はたらいていましたが、透析治療で代わりはできても、正常な腎機能の1～2割程度のはたらきしかありません。食事をコントロールすることは非常に重要です。腎臓がどのようなはたらきをしているか、もう一度一緒に考えましょう（腎臓のはたらきを説明する）。④

当院では、希望者に当院調理の透析弁当を提供し、

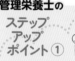

管理栄養士の ステップアップポイント①

はじめて指導するときには、管理栄養士も継続的にフォローしていく存在であることを伝えます。食事は大切なのだと印象づけましょう。

管理栄養士の ステップアップポイント②

透析患者は、さまざまな病気を経て透析導入に至ります。これまで多くの苦悩や苦労があったでしょう。今までの治療や習慣を否定する言葉は使わず、がんばってきたことを認め、相手に向き合う気持ちが大切です。

管理栄養士の ステップアップポイント③

透析導入患者は、栄養指導を受けた経験がなく導入に至る人や、低たんぱく食事療法を行ってきた人などさまざまです。透析治療に対する受け入れや、食事療法に対する理解度もさまざまです。一律の指導ではなく、患者に合わせた実行可能な指導計画を立てます。

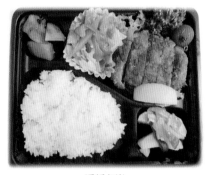
透析弁当

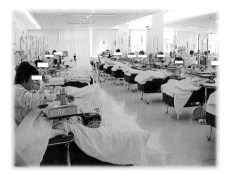
食事風景

エネルギー：650 〜 700kcal（35 〜 40%） たんぱく質：22 〜 25g（37 〜 42%） 脂　　質：18 〜 19g（36 〜 38%） リ　　　ン：315mg（〜 35%） カリウム：760 〜 800mg（38 〜 40%）	1 日の目標量の 35 〜 40%に設定している。

図 2 ● 当院で調理している透析弁当

透析中に食べてもらっています。A さんも弁当を希望しました（図 2）。

管理栄養士の ステップアップポイント④

まずは腎臓のはたらきを理解できないと、食事療法の必要性は理解できません。簡単・簡潔に、そしてくり返し説明することが重要です。

導入月 2 回目

管理栄養士：透析弁当はどうですか？⑤

A さん：とてもおいしいです。このくらい肉や魚を食べてもよいのですね。妻に「写真を撮ってきてほしい」といわれています。何をつくったらよいのか悩んでいたので、参考になっているみたいです。

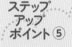
管理栄養士の ステップアップポイント⑤

透析弁当など食事の媒体があると適正量を理解しやすいです。

管理栄養士：透析弁当は、一人ひとりに適切なご飯の量にしています。[6] 肉や魚、卵、豆腐などは体の構成成分になる重要なたんぱく質源なので、毎食1品は食べてくださいね。野菜量も目安にしてください。

管理栄養士の
ステップ
アップ
ポイント⑥

通常は聞きとりながら適正量を具体的に指導します。納豆なら40gパック1つ分、まぐろの刺身なら5切れ分など、わかりやすい目安を伝えます。

導入2ヵ月後

Aさん：管理栄養士さん、リン値が8.8mg/dLで高いと先生にいわれました。リンって何でしたっけ？

管理栄養士：(リンのはたらきや、どうして高値になるのかを説明して) 高リン血症は血管の石灰化をまねき動脈硬化につながるので、管理目標値をめざしましょう。食事内容をみると、間食が多いようですね。

Aさん：お腹が空いて間食が多くなりました。昨日はアイスクリーム1個、シュークリーム2個、ゆで卵も食べました。

管理栄養士：アイスクリームや洋菓子、和菓子などには、リンが多く含まれています（食品成分表で確認する）。[7] お腹が空くようなら、ご飯の量を増やして間食は減らしましょう。またリンの吸着薬は、間食時に飲みませんよね。間食用のリン吸着薬を処方してもらえないか、先生に相談してみますね。

管理栄養士の
ステップ
アップ
ポイント⑦

これはダメ、あれはダメという指導はしません。どのような食品にリンやカリウムが多く、どのくらいが適量なのか、写真つきの食品成分表などを用いて実際に数値で比較することで、患者も納得できます。

導入 3 ヵ月後

管理栄養士：リン値が下がりましたね。

A さん：アイスクリームを小さいかき氷に、洋菓子をせんべい 1 枚に変えました。ご飯の量を増やしたこともよかったみたいです。間食用の薬も出してもらいました。

管理栄養士：すごいですね。自分でリンの少ない間食に変えるなど、工夫できましたね。[8]

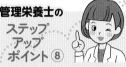
管理栄養士の ステップ アップ ポイント ⑧
患者自身が食品を選択できるようになることが目標です。楽しみながら食事療法を実践してほしいです。

導入 12 ヵ月後

　毎月栄養指導を行い、食事も安定して摂取していました。ところが 1 年ほど経ったころ、BUN、K、Pi すべての値が低下しました（体重増加率 7.2%、BUN 52.3mg/dL、K 3.6mEq/L、Pi 3.7mg/dL）。

管理栄養士：体重増加は多いですが、血液データがすべて低値になっていますね。食欲がないのですか？

A さん：食欲はありますが、暑くてのどが渇きジュースばかり飲むので、食事量を減らしていました。

管理栄養士：そうでしたか。のどが渇く原因は、暑さ以外にもあるかもしれません。最近、しょっぱいものを食べることが増えていませんか？[9]

A さん：漬けものを食べることが多いです。

管理栄養士：食塩を 8.0g 摂取すると、体は水 1L を欲します。つまり食塩の過剰摂取は口渇の原因になります。また甘い飲みもの自体も、

管理栄養士の ステップ アップ ポイント ⑨
データに変化があったときは、その原因と病態を関連づけて説明すると患者も納得できるようになります。

ステップアップポイントがわかる栄養指導のすすめ方

表 ● 検査値の推移

項目（単位）	初回	1ヵ月後	2ヵ月後	3ヵ月後	6ヵ月後	12ヵ月後	13ヵ月後
DW（kg）	51.0	51.0	51.0	51.0	51.5	53.0	53.0
BMI（kg/m²）	19.9	19.9	19.9	19.9	20.1	20.7	20.7
LBM（kg）	43.7	–	–	43.2	43.5	42.0	–
BF（kg）	7.4	–	–	7.8	7.8	10.4	–
ECW/TBW	0.388	–	–	0.378	0.379	0.370	–
hANP（pg/mL）	152.0	–	–	87.0	39.4	101.0	–
体重増加率（%）	2.9	4.3	4.3	5.1	5.6	7.2	5.1
Hb（g/dL）	7.3	8.3	10.2	11.9	11.8	9.6	8.6
BUN（mg/dL）	75.9	72.0	73.3	72.2	83.9	52.3	61.0
K（mEq/L）	4.5	4.5	5.3	4.7	4.4	3.6	4.2
Pi（mg/dL）	6.5	5.7	8.8	4.8	6.6	3.7	4.3
Alb（g/dL）	3.7	4.1	4.0	4.4	4.2	4.2	4.2

※ ECW/TBW 0.390 未満：浮腫なし。

のどが渇く原因になります。漬けものや加工品を減らし、ジュースも徐々に減らしていきましょう。基本の食事はくずさないようにしましょうね。

 Aさん：わかりました。少しずつ調整します。

症例の考察

　患者の検査値の推移は表のとおりです。初回時BMIは19.9kg/m²でしたが、間食を減らして適正な食事を摂取したことで、DWも増加しました。Hbはやや低下傾向にありますが、栄養状態は良好です。

　Aさんは、過去に透析食の栄養指導を受けていましたが、病態や食事療法については十分に理解できていませんでした。しかし今回の再導入を機に、徐々に食事療法の

必要性を理解して、自ら選択して食事を行うようになりました。それでも、数値はつねに一定ではありません。旬の食材が変化したり、季節のイベントがあったり、またライフスタイルが変化したりするため、食事はそれらの影響を受けます。私たち管理栄養士は「患者が食事療法の必要性を理解して、自ら調整して食べる」ことができるよう、フォローし続けるように心がけています。

 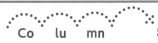 私が栄養指導時に心がけていること

療養生活を支援する

　食事療法は命にかかわるということを意識し、自分の話す言葉に責任をもつようにしています。また、患者に対しては「指導をする」というよりも「療養生活を支援する」という気持ちで接しています。管理栄養士は、つい食事内容や数値に目を向けがちですが、患者の環境や体調の変化にも目を配りながら、生活や気持ちに沿った支援を行うように心がけています。

4 心不全患者の栄養指導

関西医科大学附属病院栄養管理部・健康科学センター管理栄養士 ●吉内佐和子
よしうち・さわこ

心不全患者の栄養指導のポイント

●身体計測・血液検査項目の確認と使用する指導媒体

　身体計測では、身長、体重、BMI とともに、浮腫の有無や最近の体重の変化について確認します。同時に、身体症状として息切れ、浮腫を認めていないかどうかを確認します。

　脳性ナトリウム利尿ペプチド（BNP）や脳性ナトリウム利尿ペプチド前駆体 N 端フラグメント（NT-proBNP）は、心不全の診断に欠かせないマーカーです。一般的に BNP が高値であるほど症状は強く、重症になるとされています。また心不全患者では、心拍出量の減少に伴い腎血流量が減少し、血中尿素窒素（BUN）とクレアチニン（Cre）の上昇を認めます。加えて、利尿薬の影響でナトリウム（Na）やカリウム（K）の上昇や低下を認めるため、これらを確認します。また、虚血性心疾患から心不全に移行する患者では、糖尿病や虚血性心疾患に関連する HbA1c や中性脂肪（TG）、LDLコレステロール（LDL-C）などにも注意が必要です。

　心不全患者には高齢者が多く、また併存疾患も多いため、病態に応じた指導媒体を選択します。

●重要な合併症と栄養指導時の注意点

　心疾患患者では、心不全による代謝亢進や食欲低下に伴うフレイルと腎機能の低下が併存する場合を多く認めます。したがって、体重変化や日常の食生活、活動量を評価して、フレイル改善のためのたんぱく質付加と腎機能低下に対するたんぱく質の制限について主治医とよく相談して目標量を設定し、評価を継続することが必要です。また、Na や K は薬剤の影響を受けるため、患者の理解度や生活環境を把握して、薬

剤と食事療法の両面から調整できるようにする必要があります。

症例

●患者紹介

患者：Aさん、70歳代、女性。

家族構成：夫との2人暮らし。近所に娘2人が住んでおり、通院などを支援している。

現病歴：拡張型心筋症による心不全、心房細動にてX－2年まで当院へ外来通院し、その後は近医でフォローされていた。X年3月より労作時の息切れを認め、4月初旬に胸痛と呼吸苦が増悪して救急搬送された。慢性心不全の急性増悪の診断で治療を開始し、2週間後に退院となった。退院後、外来受診に合わせて栄養指導を実施した。X－2年に、栄養指導を一度実施している。

薬剤：アゾセミド錠60mg（利尿薬）、スピロノラクトン錠25mg（利尿薬）、ジゴキシン（ハーフジゴキシン®KY錠0.125mg）（強心薬）、アピキサバン（エリキュース®錠2.5mg）（心不全治療薬）、サクビトリルバルサンタンナトリウム水和物（エンレスト®錠100mg）（心不全治療薬）、ビソプロロールフマル酸塩錠2.5mg（心不全治療薬）、ボノプラザンフマル酸塩（タケキャブ®10mg）、ラメルテオン（ロゼレム®錠8mg）。

外来指導時（来院前）身体所見：身長152.4cm、体重47.5kg、BMI 20.5kg/m²。

初回指導時検査データ：WBC $41 × 10^2/\mu$L、Na 146mEq/L、K 3.9mEq/L、BUN 21mg/dL、Cre 1.21mg/dL、eGFR 33.3mL/min/1.73m²、AST 29U/L、ALT 19U/L、ChE 195U/L、NT-proBNP 6,377pg/mL。検査値の推移は表のとおり。

●指導計画・目標

①適正体重を維持する栄養量の摂取：年齢・体重歴を加味した適正体重を設定する。

②食塩摂取制限：6.0g/日未満を推奨するが、食欲や体液貯留状況、服薬する利尿薬の種類により検討する。

③他疾患との関連：併存疾患（糖尿病、脂質異常症、脳梗塞、慢性腎臓病［chronic kidney disease；CKD］）の食事療法との兼ね合いに注意する。

表 ● 検査値の推移

項目（単位）	退院時	初回指導	入院時	2回目指導	3ヵ月後 外来受診時
体重（kg）	47.5	52.0	53.0	47.9	48.5
WBC（$10^2/\mu L$）	62	41	47	50	43
Alb（g/dL）	4.1	−	3.2	4.0	−
CRP（mg/dL）	0.031	0.024	0.024	0.017	0.019
BUN（mg/dL）	25	21	21	22	22
Cre（mg/dL）	1.29	1.21	1.22	1.09	1.34
eGFR（mL/min/1.73m^2）	31	33	33	37	30
Na（mEq/L）	142	146	145	145	144
K（mEq/L）	2.9	3.9	4.0	4.6	4.6
NT-proBNP（pg/mL）	−	6,377	13,277	−	2,329

●実際の指導

登場人物紹介

患者Aさん　　管理栄養士

初回指導

 Aさん：昨日、畑に行ってから息切れがします。座っていれば大丈夫ですが、ゆっくり動かないとしんどいです。

 管理栄養士：大丈夫ですか？ 今日は、ここまで歩いてきて疲れていませんか？

 Aさん：たいへんでした。でも、こうして座っているとなんともありません。

管理栄養士：ところで、Aさんは体重を量っていますか？①

Aさん：毎日量っています。でも、とくに記録をとるようにいわれなかったので、書いていません。退院してから、体重はちょっとずつ増えています。退院時は47.0kgで、今朝は52.0kgでした。2～3日で増えたのではないと思います。

管理栄養士：そうなのですね。足はむくんでいませんか？

Aさん：昨日は、足がむくんでたいへんでした。畑から帰るのがつらかったです。

管理栄養士：それはたいへんでしたね。食事はいかがですか？

Aさん：あまり食欲がないため、朝は食べていません。昼は軽くパンを食べたり、お茶漬けを食べたりします。このごろは、しんどかったから栄養をつけなければならないと思い、栄養ドリンクをよく飲んでいました。夜も食欲がなくて、おかずは食べたり食べなかったりするため、夕飯はお茶漬けという日も増えていたと思います。

管理栄養士：そうだったのですね。食欲が落ちているのは、心不全のため呼吸状態がよくないことが関係しているかもしれません。毎日の自分の体調を確認することは大切です。みなさんは、心不全手帳に自分の記録をつけておられます。Aさんはもらっていますか？

Aさん：体重を量るようにはいわれましたが、手帳はもらっていません。

管理栄養士：それでは、手帳のつけかたや早めに受診したほうがよい目安について、看護師か

管理栄養士の ステップ アップ ポイント①

心不全患者では、自分の体重、血圧、症状を記録すると、早い時期から変化に気づき受診できるため、薬剤の調整により入院を避けることができます。自宅で自らの体調管理ができていたかどうかを尋ねることで、入院時に実施されたセルフケア支援の理解と実践について確認し、患者のセルフケアへの思いに合わせた食事療法支援を行っていくことが大切です。

管理栄養士の ステップ アップ ポイント②

心不全患者の疾病管理プログラムとして“多職種によるチーム医療”が、患者の生命予後や生活の質（quality of life；QOL）の改善に有効であるといわれています。栄養指導で得られた日常生活の様子は多職種で共有し、互いのセルフケア支援につなげていくことが必要です。今回も看護師へつなげることで疾患への理解を深められるようにしました。

らあらためて話を聞いてもらえるように、連絡
しておきますね。[2]　Ａさんの場合は心不全で
の入院歴があるので、ステージＣの段階です
（図1 [1~3] をみせる）。[3]　早くに症状に気づき、
入院の予防ができるようになるとよいですね。

Ａさん：家や畑のことで忙しいので、入院はし
たくありません。話を聞いてみます。

管理栄養士：食事については、しっかりとおか
ずも食べてたんぱく質という栄養をとっていく
ことが、これから筋肉量を維持していくために
大切です。でも、今回はしんどいなかでＡさん
が食べる工夫をした結果、食べられたのがお茶
漬けだったのですね。ただ、お茶漬けのもとは、
漬けもの類と比べて食塩量がとても多いです。
口あたりのよい食品を選び、おかずと一緒に食
べられるようにできるとよいですね。

管理栄養士の
ステップ
アップ
ポイント ③

『急性・慢性心不全診療
ガイドライン（2017 年
改訂版）』で用いられて
いる図は、どの職種の指
導時においても使用する
ことができ、患者に病態
の理解を促すために有用
です [1~3]。

　外来指導後に心不全看護外来へ連絡し、つき添いの娘とともに看護師によるセルフ
ケア指導を受け、薬剤調整を行い帰宅しました。ところが、呼吸苦が悪化して2日後
に入院となりました。

入院時身体所見：身長 152.4cm、体重 53.0kg、BMI 22.8kg/m^2。

入院時検査データ：WBC 47 × 10^2/μL、Na 145mEq/L、K 4.0mEq/L、BUN 21mg/
dL、Cre 1.22mg/dL、eGFR 33mL/min/1.73m^2、AST 25U/L、ALT 21U/L、Alb
3.2g/dL、NT-proBNP 13,277pg/mL。

　食欲低下の代わりに栄養ドリンクなどによる飲水量が増加し、ボリュームオーバー
による心不全増悪が考えられました。利尿薬投与により良好な尿量排泄が得られ、8
日後（2回目指導時）には体重は47.9kgとなりました。

2回目指導（初回から8日後）

　指示栄養量はエネルギー 1,400kcal、たんぱく質55g、食塩制限6.0g未満、飲水制限
は記載のみ（平均800mL/日摂取）。

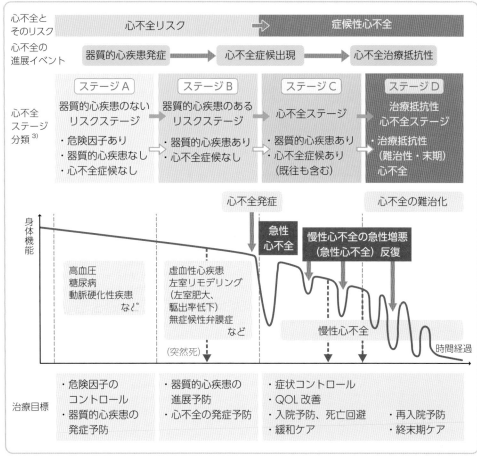

図1 ● 心不全ステージ（文献1より改変）

管理栄養士：Aさん、こんにちは。入院してから、しっかりと食事を食べられていますね。量や味つけはいかがですか？

Aさん：病院食は、おいしく食べています。うちのご飯も、このような感じです。

管理栄養士：退院が近づいてきたので、帰ってからの食事の相談をするためにうかがいました。入院前は、食欲が落ちて飲みものに偏ってしまいましたが、帰ったら食事の準備もできそうですか？

Ａさん：料理は私が担当ですし、畑の野菜がたくさんあるので、いろいろつくれます。漬けものも食塩を少なめにしてつくって食べていましたし、元気になったので大丈夫です。

管理栄養士：野菜を減塩でとるように心がけていたのですね。心臓から出た血液が、またしっかりと心臓へ戻ってくるためには、足の筋肉量を維持していくことが大切です。そのために栄養バランスのよい食事として、1日にこれくらい（図2）の良質なたんぱく質を含む肉や魚を摂取していきましょう。[4]

Ａさん：夜には食べていますよ。

管理栄養士：そうなのですね。これから筋肉量を維持していくには、毎食少しずつでも良質なたんぱく質を取り入れて、筋肉をつくる刺激を与えていきたいと思います。この資料（図2）のように、魚・肉・卵・大豆製品・乳製品のなかから昼・夕の各食事に片手分くらいの量を取り入れられそうですか？

Ａさん：昼に何かを食べられるかな……。

管理栄養士：退院してからも、また外来で様子を聞かせてくださいね。[5]

管理栄養士の
ステップ
アップ
ポイント④

「栄養バランスのよい食事＝野菜を食べること」「心疾患には減塩」と認識している患者は多いです。サルコペニア予防のためにも、毎食の良質なたんぱく質の必要性を指導します。

**管理栄養士の**
ステップ
アップ
ポイント⑤

Ａさんは入院時に心疾患食を全量摂取しており、腎機能の悪化を認めませんでした。そこで栄養指導前に主治医に相談し、サルコペニア予防のため、心疾患食に準じたたんぱく質摂取量（55g［1.1g/kg 現体重／日］）で栄養指導を実施して、外来でフォローアップすることで了解を得ました。

3ヵ月後の外来指導時には、心不全は安定した状態を維持できていました。Creの上昇については主治医と相談し、利尿薬などの影響を考えて経過観察としました。

症例の考察

Ａさんは心不全ステージＣで、慢性心不全の急性増悪による入院と改善をくり返していますが、徐々に身体機能が低下していることへの理解は十分ではありません。ま

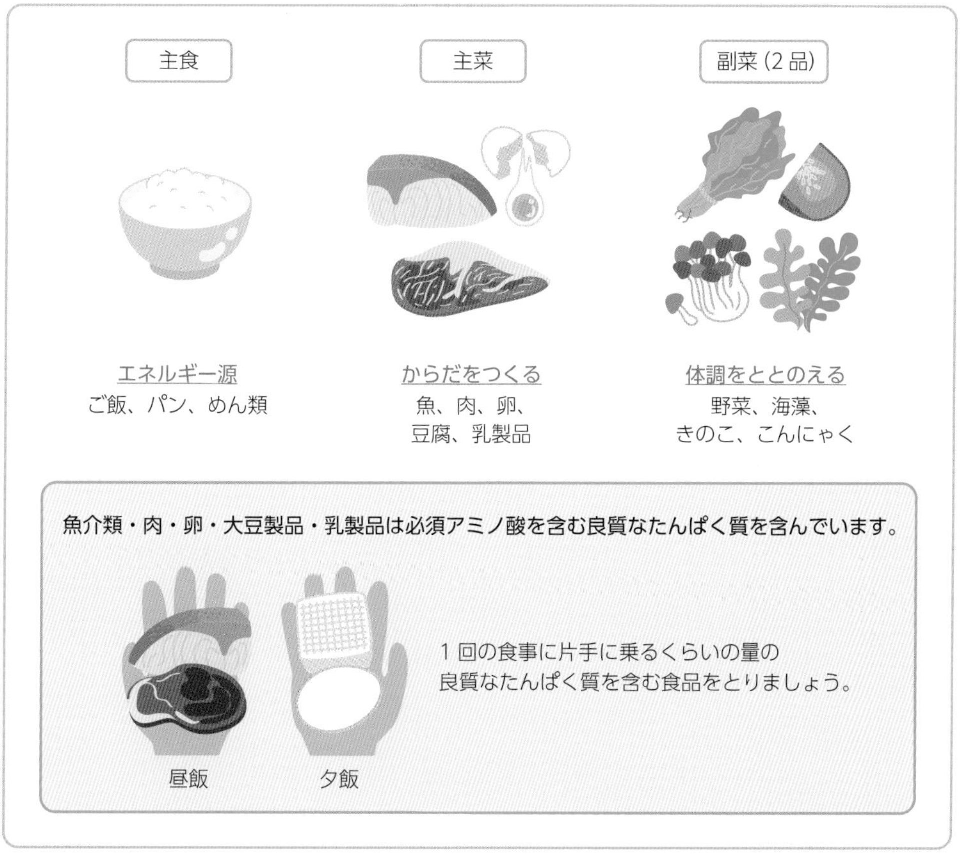
主食
主菜
副菜（2品）
エネルギー源
ご飯、パン、めん類
からだをつくる
魚、肉、卵、
豆腐、乳製品
体調をととのえる
野菜、海藻、
きのこ、こんにゃく
魚介類・肉・卵・大豆製品・乳製品は必須アミノ酸を含む良質なたんぱく質を含んでいます。
1回の食事に片手に乗るくらいの量の
良質なたんぱく質を含む食品をとりましょう。
昼飯
夕飯

図2 ● 栄養バランスのよい食事

た、体液貯留で入退院をくり返すことが多く、さまざまな職種の人から減塩について触れられており、「食べなければ食塩も摂取していない」という誤った考えをもっていました。

Aさんには、症状の改善した状態を維持し、再入院の防止と生命予後の改善のために必要なことを知ってもらいます。それは、①栄養バランスよく食べること、②そのなかで減塩が必要であること、③減塩を実施するとのどの渇きが軽減して水分制限の実施が容易になることです。これらを症状と結びつけてくり返し伝えることで、自身の食事と体重の関係の振り返りなどが、少しずつできるようになってきています。

●引用・参考文献

1）厚生労働省．心血管疾患の医療提供体制のイメージ．（https://www.mhlw.go.jp/file/05-Shingikai-10901000-

Kenkoukyoku-Soumuka/0000165484.pdf, 2022 年 11 月閲覧）.

2）日本循環器学会ほか. 日本循環器学会／日本心不全学会合同ガイドライン 急性・慢性心不全診療ガイドライン（2017 年改訂版）.（https://www.j-circ.or.jp/cms/wp-content/uploads/2017/06/JCS2017_tsutsui_h.pdf, 2022 年 11 月閲覧）.
3）WRITING COMMITTEE MEMBERS. et al. 2013 ACCF / AHA guideline for the management of heart failure : A report of the American College of Cardiology Foundation / American Heart Association Task Force on practice guidelines. Circulation. 128（16）, 2013, e240-327.

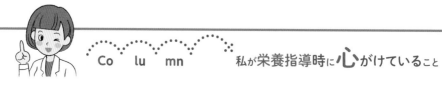

Column 私が栄養指導時に心がけていること

患者のこれまでを大切にして、これからを一緒に考える

ステージCの患者は、今後予想される予後や身体機能の変化について説明される機会が増えます。このようななかで、これまでの生活習慣への後悔やこれからの生活への不安を語ることは多くあります。患者の思いを「承認」し、これからどのような食生活を送りたいと考えているかについて、患者の考えを整理する手伝いをしながら具体的な実践目標を立てたり、使えるツールを紹介していくことが大切だと思います。

5

肝硬変患者の栄養指導

千葉大学医学部附属病院臨床栄養部 ● 大川美穂
おおかわ・みほ

肝硬変患者の栄養指導のポイント

●身体計測・血液生化学検査項目の確認と使用する指導媒体

　身体計測では、体重、BMI、体重変動および浮腫・腹水の有無をみます。また血液生化学検査では、血清トランスアミナーゼ（AST ＞ ALT）・ALP・γ-GT・γ-グロブリン・総ビリルビン（T-Bil）・アンモニアの上昇、プロトロンビン時間（PT）の延長、血清アルブミン（Alb）・総コレステロール（Tcho）・コリンエステラーゼ（ChE）・血清亜鉛（Zn）・クレアチニン（Cre）・ナトリウム（Na）の低下、血小板の減少を評価します。肝細胞機能の重症度は、Child-Pugh 分類にて評価します[1]。サルコペニアは握力と筋肉量（CT、BIA）で診断し、スクリーニングは下腿周囲長（CC）、SARC-Fが推奨されます[2]。

　指導媒体はパンフレット（肝硬変の必要栄養量と質、分岐鎖アミノ酸製剤の摂取方法など）を使用します。

●重要な合併症と栄養指導時の注意点

　肝硬変は、肝機能の低下から体たんぱくの異化亢進、たんぱく低栄養状態、サルコペニアが発生しやすく、生存率の低下につながります。また、非代償期は黄疸、腹水、浮腫、意識障害、肝性脳症などの合併症を発症します。さらに、糖尿病や糖代謝異常に起因する肝細胞がんが発生しやすくなります[2]。

　このため、低栄養状態、糖代謝、たんぱく代謝、合併症改善を目的に栄養管理を行います。栄養評価により代償期、非代償期および合併症を確認し、これらに合わせた栄養量と質の摂取、就寝前エネルギー投与（late evening snack；LES）の導入などを、栄養療法のフローチャートにもとづき選択します[2]。

●患者紹介

患者：A さん、50 歳代、男性。会社員。

家族構成：両親と 3 人暮らし。

主訴：意識障害。

診断名：非代償性肝硬変、非アルコール性脂肪性肝疾患（nonalcoholic fatty liver disease；NAFLD）、2 型糖尿病、低亜鉛血症。

家族歴：父が非アルコール性脂肪肝炎（nonalcoholic steatohepatitis；NASH）、肝細胞がん。姉が脂肪肝。

現病歴：以前より職場の健康診断で肝障害、脂肪肝、血糖高値を指摘されていたが、病院受診はしていなかった。肝硬変を背景とし、蜂窩織炎を契機に肝性脳症を来して入院となり、一時 ICU での治療を経て、全身状態改善のうえで退院となった。栄養指導は入院中から開始し、外来継続となった。

身体初見：身長 178.0cm、入院時体重 113.0kg、初回栄養相談時 105.0kg（BMI 33.1kg/m^2）、握力右 32kg ／左 30kg。

血液生化学検査：T-Bil 5.5mg/dL、Alb 2.9g/dL、PT 28％、アンモニア 92μg/dL、AST 131U/L、ALT 34U/L、ChE 126U/L、RBC 2.17 × 10^6/μL、Hb 7.4g/dL、Glu 196mg/dL、BUN 6mg/dL、Cre 0.71mg/dL、Zn 32μg/dL、Na 133mEq/L、肝重症度分類（Child-Pugh 分類）11 点で Grade C。

栄養指示量（初回）：エネルギー 1,700kcal（25kcal ×標準体重）、たんぱく質 50g（0.7g ×標準体重）＋分岐鎖アミノ酸（BCAA）高含有肝不全用経腸栄養剤、食塩 6.0g 未満[2]。

薬剤：入院前なし。退院時処方は表 1 参照。

生活歴：喫煙（20 本 / 日× 20 ～ 45 歳）、飲酒なし、アルコール多飲歴なし。

●指導計画・目標

①食事療法に関連した治療目標

・分割食と LES、BCAA を活用して必要栄養量を確保し、栄養状態改善を図る。

・食塩制限・たんぱく質制限（BCAA を除く）により、浮腫・腹水、肝性脳症などの合併症再発を防止する。

・適正エネルギー量の確保と分割食により、血糖と体重のコントロールを実施し、肝

表 1 ● 症例の処方

肝不全薬	リファキシミン（リフキシマ®錠 200mg）、1 回 2 錠、1 日 3 回。イソロイシン・ロイシン・バリン（ヘパアクト®配合顆粒 4,500mg）、1 回 1 包、1 日 3 回。ラクツロース（ラクツロースシロップ 65%）、1 回 20mL、1 日 3 回。
利尿薬	トルバプタン（サムスカ®OD 錠 7.5mg）、1 回 0.5 錠、1 日 1 回。
血糖降下薬	インスリンリスプロ（遺伝子組換え）（ヒューマログ®）、11-3-3 単位。エンパグリフロジン（ジャディアンス®錠 10mg）、1 回 1 錠、1 日 1 回。
低亜鉛血症薬	酢酸亜鉛水和物（ノベルジン®錠 25mg）、1 回 1 錠、1 日 2 回。

細胞がんの進展を防止する。

②達成項目

・血清 Alb 3.6g/dL 以上。

・血清アンモニア 80μg/dL 未満。

・空腹時血糖 110mg/dL 未満、食後血糖 2 時間値 140mg/dL 未満。

・体重 88.0kg 未満（初回栄養指導時 105.0kg［軽度腹水 5%、浮腫 5% 補正[3]により推定 94.5kg］。NAFLD 改善目的に 7% 減量。10% 以上の減量で肝線維化も改善することが示されている）[4]。

・合併症が再燃することなく経過する。

③食事療法のポイント

・適正エネルギー量の確保（エネルギー 1,700kcal）。

・適正たんぱく質量の確保（たんぱく質 50g + BCAA 製剤）。

・食塩 6.0g 未満。

④問題点

・病識、食物および栄養に関連する知識の不足。

・肝硬変の進行に伴う腹水・浮腫の増強。食思不振による栄養状態低下リスク。

・高アンモニア血症による肝性脳症の再燃リスク。

・高度肥満、インスリン抵抗性、血糖コントロール不良。

ステップアップポイントがわかる栄養指導のすすめ方

●実際の指導

登場人物紹介

患者Aさん　　管理栄養士

初回指導（入院1回目）

　管理栄養士：Aさん、こんにちは。管理栄養士のNです。本日は食事のことについてお話をうかがいます。

　Aさん：栄養指導は会社で受けていました。体重はもともと115.0kgで100.0kgをめざしていました。

　管理栄養士：栄養指導を受けて、実践していたことはありますか？　これまでの体重の経過を教えていただけますか？ ①

　Aさん：20歳ごろは80.0kg。就職後に増えて、5年前が115.0kgでピークでした。運動をはじめて113.0kgまで減りました。今は105.0kgですが、むくみはあります。

　管理栄養士：入院前の食事と病院食を比べてみて、どうですか？ ②

　Aさん：多かったと思います。朝はコーンフレークと牛乳、昼は外食でとんかつや中華が多くて、夜は自宅でご飯とおかずと野菜ですね。間食はプリンやアイスクリーム、コーラも飲んでいました。父が肝硬変なので、味はうす味でした。

　管理栄養士：病院食の味つけはどうですか？

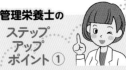

管理栄養士の
ステップ
アップ
ポイント ①

初回は、身体状況、食生活、栄養指導歴などを聴取します。平常時や病前体重との比較、可能な範囲で20歳ごろからの変化と要因も確認します。

管理栄養士の
ステップ
アップ
ポイント ②

病院食と比較することで、患者と医療者が共通の認識をもちやすくなります。

Aさん：まったく抵抗はありません。

管理栄養士：入院前の食事と病院食を比較できていますね。減塩は継続してください。[③]

Aさん：今までより食事量を少なくしないといけないのですね。

管理栄養士：退院後の具体的な食事については、次回一緒に考えましょう。今日お伝えした食事目安量と病院食を照らし合わせてみてください。

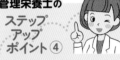

管理栄養士の
ステップ
アップ
ポイント③

食事聴取後は、非代償性肝硬変の食事概要、目安量、LES の食事療法のポイントと、これまでの食生活との違いを説明します。

2回目指導（入院2回目、初回から7日後）

管理栄養士：食事目安量と病院食を照らし合わせてみて、食事のイメージはできましたか？[④]

Aさん：食事量は減らせそうですが、おかずがむずかしいと感じます。

管理栄養士：どのような点がむずかしいと感じますか？

Aさん：どのぐらい食べてよいかわからないのです。

管理栄養士：肉・魚・卵・豆腐などのおもなおかずは、1食あたり手のひらに半分〜2/3にのる量が目安です。

Aさん：昼はどうしようかな。

管理栄養士：昼食はとんかつや中華料理を食べることが多いと話していましたが、お店が近いのですか？

Aさん：そうです。でも、ほかのお店もあるので、変えることはできます。何を食べたらよい

管理栄養士の
ステップ
アップ
ポイント④

退院後の食事について、具体的に考えられているかを確認します。患者の疑問点を整理し、初回栄養指導で聴取した内容をもとに、自宅の生活に合わせて食事内容を相談します。

ステップアップポイントがわかる栄養指導のすすめ方

ですか？

 管理栄養士：野菜を多く使った定食や中華丼、そばやうどんにかき揚げか野菜天ぷらをのせてもよいと思います。めん類の汁は残すようにしましょう。

 Aさん：それならできると思います。

 管理栄養士：朝食と夕食の食事内容と目安量も説明しますね。外来で経過を確認していきましょう。[5]

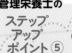
管理栄養士の
ステップ
アップ
ポイント⑤

入院中に患者と計画した食事内容について、自宅での実践状況を外来で確認しましょう。

3回目指導（外来1回目、初回から20日後）

 Aさん：家に帰ってから食欲がなくて、あまり食べられていません。お腹が張っています。今日、利尿薬を調整しました。

 管理栄養士：お腹が張っていて、食欲がないのですね。食事はどのぐらい食べられていますか？

 Aさん：朝と夜は野菜スムージーとくだものとヨーグルト。昼はうどん1人前です。

 管理栄養士：1食で食べられる量に限りがあれば、分割食にして1日4～6回に分けるとよいですよ。ゼリー状の飲料などはどうですか？

 Aさん：ゼリーや飲みものは比較的入ります。

 管理栄養士：現在、ヘパアクト®配合顆粒を服用していますが、入院中に摂取していたアミノレバン®EN配合散のほうがエネルギー量は多いので、切り替えることも方法の1つです。[6]

管理栄養士の
ステップ
アップ
ポイント⑥

肝硬変では、腹水、腹部膨満感、味覚異常、門脈圧亢進に起因する腸管運動障害により食事摂取量が減少します。この場合は、分岐鎖アミノ酸顆粒から肝不全経腸栄養剤への変更を検討します[2]。

Aさん：アミノレバン®EN配合散は甘いけれど飲めていました。食べられないことが続くときは相談します。

4回目指導（外来2回目、初回から2ヵ月後）

Aさん：浮腫がなくなって体重は89.0kgになりました。食欲も出て、普通に食べています。

管理栄養士：食事が食べられるようになってよかったです。

Aさん：最近は血糖値が上がってきて、肉を食べるときはご飯を残しています。アンモニアが高いといわれました。

管理栄養士：主菜はどのぐらいとっていますか？

Aさん：おかずは多いかもしれない。肉なら1回に4～5切れぐらいかな。

管理栄養士：主菜の目安量（摂取たんぱく質目安量）を一緒に確認しましょう。⑦

Aさん：たんぱく質は20gぐらい多かった気がします。

管理栄養士：たんぱく質を減らすとエネルギーが不足するので、ご飯は200gを目安にしてください。現在の食事回数は1日3食ですか？

Aさん：はい。血糖値が高いので食間を空けて、21時以降は食べないようにしています。

管理栄養士：一般的には間食や夜食は控えることが望ましいですが、肝硬変の場合は、肝臓の機能低下により、肝臓にエネルギーの貯蓄が少なくなります。食事の間隔を空けると飢餓状態になりやすく、食後の血糖値が上がりやすいの

管理栄養士の
ステップ
アップ
ポイント ⑦

食欲が改善したあとの食生活を確認し、課題を整理します。本症例ではアンモニアの上昇がみられ、おかず中心でたんぱく質摂取量が過剰であるため、調整方法を説明します。

ステップアップポイントがわかる栄養指導のすすめ方

で、就寝前の分割食が効果的[5] です。[8]

Aさん：間食や夜食をしたら、血糖値がより上がりませんか？また、何を食べたらよいですか？

管理栄養士：1日の摂取エネルギー量を変えないことで、体重増加や血糖上昇は防止できます。肝硬変では食後血糖値が上がりやすい特徴があります。そのため、1回の食事量を少なくして食後の血糖値の上昇を防ぎます[5]。BCAAを含むアミノレバン®EN配合散などが推奨[5]されますよ。

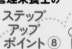
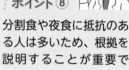
管理栄養士の ステップ アップ ポイント⑧
分割食や夜食に抵抗のある人は多いため、根拠を説明することが重要です。

6回目指導（外来4回目、初回から4ヵ月後）

Aさん：分割食と夜食をはじめました。今は血糖値100mg/dL台です。

管理栄養士：実践していてすばらしいです。血糖値も改善して、結果に表れていますね。

Aさん：最近ご飯が多いので、おかずが少なく感じます。やっぱりおかずは増やせないですか？

管理栄養士：アンモニアがくり返し上がる状態ですので、今はたんぱく質制限の継続が必要ですが、たんぱく質を減らす方法はほかにもあります。たとえば、たんぱく質調整食品や弁当などがありますよ。[9]

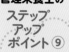

管理栄養士の ステップ アップ ポイント⑨
たんぱく質調整食品などの選択肢を伝え、食事療法の継続を支援します。

Aさん：これのほうがよいかな。安心感もあるし、試してみます。

表 2 ● 症例の検査データの推移

項目（単位）	入院初回	入院2回目	外来初回	外来2回目	外来3回目	外来4回目
体重（kg）	105.0	103.0	109.0	89.0	88.0	90.0
T-Bil（mg/dL）	5.5	15.8	15	5.5	4.6	3.8
Alb（g/dL）	2.9	2.7	2.8	2.5	3.1	3.3
PT（%）	28	21	24	60	62	57
アンモニア（μg/dL）	92	77	23	84	120	83
AST（U/L）	131	120	138	197	110	76
ALT（U/L）	34	28	35	48	28	21
ChE（U/L）	126	110	32	51	69	63
赤血球（$\times 10^6/\mu$L）	2.17	2.17	2.48	2.95	3.3	3.25
Hb（g/dL）	7.4	7.9	8.8	10.3	11.8	11.8
血糖値（mg/dL）	196	185	179	168	167	136
HbA1c（%）	5.2	5.2	5.0	4.7	4.7	5.0
BUN（mg/dL）	6	12	16	10	14	12
Cre（mg/dL）	0.71	0.75	0.66	0.65	0.79	0.81
Na（mEq/L）	133	132	130	132	135	136
Zn（μg/dL）	32	36	38	40	64	78

症例の考察

　今回の症例は、肝硬変、NAFLD、肥満、糖尿病を併発していました。まずは肝性脳症の再発予防を目標に適正たんぱく質量と質を指導し、次に、高血糖の是正、適正体重のための摂取エネルギー量の適正化を図りました。検査値の推移を表2に示します。

　肝硬変では、合併症の状態により食事摂取量が変化します。また、一般的な健康食にあてはまらず、患者が食事療法に抵抗を感じやすいです。そのため、肝臓の病態を踏まえた食事療法の必要性について、今後の目標を含めて説明し理解してもらうことが必要です。

ステップアップポイントがわかる栄養指導のすすめ方

●引用・参考文献 ・・

1) 寺本房子. "肝硬変". 栄養食事療法必携. 第4版. 中村丁次監修. 東京, 医歯薬出版, 2020, 80-5.
2) 日本消化器病学会・日本肝臓学会. 肝硬変診療ガイドライン2020. 改訂第3版. 東京, 南江堂, 2020, 196p.
3) 華井竜徳. 肝硬変における栄養アセスメントの実際. 臨床栄養. 139 (4臨時増刊), 2021, 428-32.
4) 日本消化器病学会・日本肝臓学会. "BQ4-1　食事・運動療法による減量はNAFLD/NASHに有用か？". NAFLD/NASH診療ガイドライン2020. 改訂第2版. 東京, 南江堂, 2020, 44.
5) 菅原美和. "分割食/LES（就寝前夜食）". 肝硬変の栄養療法とチーム医療：実践編. 鈴木壱知編. 東京, メディカルレビュー社, 2012, 104-6.

 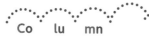

Co lu mn　　私が栄養指導時に心がけていること

ポイントをしぼって、伝わる栄養指導

　患者に貢献したいという思いから、栄養指導では多くの情報を伝えることがあります。しかし、聞き慣れない言葉や食事内容のため、半分も伝わっていない可能性が高いです。そこで栄養指導の際には「ポイントをしぼって伝える」ことを心がけています。ポイントとは、医療者が考える今もっとも必要なこと、患者自身も「実践したい」「実践できそう」と思う内容です。

　適切な栄養診断と目標・計画の立案に加え、患者の思いを引きだし、取り入れるスキルが求められますが、患者に伝わる栄養指導のためには重要なポイントだと考えます。

6 慢性膵炎患者（代償期）の栄養指導

東京女子医科大学病院栄養管理部 ● 石井有理
いしい・ゆり

慢性膵炎患者の栄養指導のポイント

慢性膵炎では、代償期・非代償期、そのあいだの移行期と病期が変わります。

代償期は膵臓の細胞（消化液をつくる細胞）が十分に残っていて、膵臓のはたらきが通常と変わらない時期を指します。炎症を起こすと細胞が壊れて、急性膵炎と同じような症状や検査結果を示します（急性増悪）。

非代償期は膵臓の細胞が壊れてしまい、かたい線維が膵臓の大部分を占め、健康な膵臓の細胞がない状態を指します。消化液がつくれなくなるため食物を消化することができなくなります。

●身体計測で確認する項目

身長、体重、BMIの推移と、体重減少率を把握することが重要です。また、上腕三頭筋部周囲長、上腕三頭筋皮下脂肪厚、下腿周囲長、握力、体組成量（除脂肪体重、骨格筋量、体脂肪、体脂肪率）なども適宜測る必要があります。

●血液検査で確認する項目

①血中・尿中膵酵素測定

血中、尿中膵酵素の測定値が高い場合は、慢性膵炎の急性増悪（急性膵炎と同じ状態）と判断し、脂質制限食を実施します。

②栄養マーカー

長期的栄養マーカーには血清総たんぱく（TP）、アルブミン（Alb）、総コレステロール（Tcho）、ヘモグロビン（Hb）、中性脂肪（TG）、鉄、亜鉛、マグネシウム、脂溶性ビタミン（A・D・E・K）があります。短期的栄養マーカーにはプレアルブミン、トランスフェリン、レチノール結合たんぱくがあります。

③血糖値、HbA1c

　糖尿病の有無と重症度をみます。慢性膵炎とは別に1型、2型糖尿病が合併する場合もあります。慢性膵炎が原因の糖尿病は膵性糖尿病といい、1型、2型糖尿病とは区別されますが、血糖値、HbA1cの値のみで区別することは困難です。

●重要な合併症と栄養指導時の注意点

　代償期の合併症は、急性膵炎と同じで腎不全、心不全、ショックなどの多臓器不全、閉塞性黄疸、膵壊疽、膵仮性嚢胞、壊死性嚢胞などの症状が現れます。非代償期には消化吸収不良による低栄養、脂肪便、体重減少、サルコペニア、骨粗鬆症、膵性糖尿病、脂溶性ビタミン欠乏（ビタミンA・D・E・K）、亜鉛欠乏などの症状がみられます。

　代償期の栄養指導では、脂質を制限する食事療法を行います。非代償期になると、代償期に行っていた過剰な脂質制限を緩和し、糖尿病の血糖コントロールを行います。ただ、1型、2型糖尿病とはまったく異なる病態であり、膵臓を考慮した血糖コントロールが重要となるため、患者にもその違いをしっかり伝える必要があります。

症例

●患者紹介

患者：Aさん、50歳代、女性、事務職（おもにデスクワーク）。

家族構成：夫と2人暮らし。

主訴：上腹部痛。

診断：慢性膵炎代償期（特発性）。

飲酒・喫煙歴：いずれもなし。

現病歴：40歳代後半から急性膵炎をくり返し、1週間前から腹痛を感じていたが自然と軽快していたので経過をみていた。今回腹痛が再燃し、当院を受診。採血にて膵酵素の上昇を認め、コンピュータ断層撮影（computed tomography；CT）上、膵臓がやや腫大。胆石はなし。慢性膵炎代償期との診断で入院となった。食事は入院初日絶食、翌日は腹部症状も治まってきたことから流動食が開始、その後、脂質20gの食事へ食上げとなった。

身体所見：身長152.0cm、体重44.0kg、BMI 19.0kg/m^2。

血液生化学検査：WBC 5,170/mm^3、RBC 4.70 × 10^6/μL、Hb 11.6g/dL、Ht 34%、PLT

表 ● 体重・検査値の推移

項目（単位）	入院時	初回	2回目	3回目
体重（kg）	44.0	43.0	45.0	43.0
Alb（g/dL）	3.9	3.9	4.0	3.8
Hb（g/dL）	11.6	11.0	11.5	11.1
Tcho（mg/dL）	166	141	182	150
TG（mg/dL）	94	90	113	93
AST（U/L）	29	26	24	24
ALT（U/L）	24	24	25	23
γ-GT（U/L）	68	60	51	50
ALP（U/L）	155	139	141	152
AMY（U/L）	270	227	189	162
LIP（U/L）	262	201	161	123
BUN（mg/dL）	8.7	7.6	10.3	9.6
Cre（mg/dL）	1.05	0.96	1.00	0.97
血糖値（mg/dL）	84	80	94	96
HbA1c（%）	6.2	5.9	6.1	5.8

21.5万/μL、TP 5.0g/dL、Alb 3.9g/dL、Tcho 166mg/dL、TG 94mg/dL、AST 29U/L、ALT 24U/L、γ-GT 68U/L、ALP 155U/L、AMY 270U/L、LIP 262U/L、BUN 8.7mg/dL、Cre 1.05mg/dL、空腹時血糖 84mg/dL、HbA1c 6.2%。推移は表参照。

●指導計画・目標

①栄養指導目標

・膵臓の状態に応じた脂質摂取。

・体重減少を起こさせないよう、必要栄養量を確保する。

・病期による違いを理解してもらう。

②指導計画

・慢性膵炎代償期の急性増悪期では、急性膵炎と類似した食事療法を実施する。

・最初は絶食、その後、低脂質（脂質量10g）から食事開始とし、膵臓の状態に合わ

せて脂質量を上げていく。

・脂質制限下でも炭水化物・たんぱく質を調整し、必要栄養量を充足させるための工夫を伝える。

●**実際の指導**

登場人物紹介

患者Aさん　　管理栄養士

初回指導（脂質20gの食事への食上げ時）

 管理栄養士：今日から通常形態の食事になります。脂質は1日20gの、脂肪を抑えた食事です。

 Aさん：そろそろ液体から抜け出したいと思っていました。食事はうれしいです。脂質20gってどの程度かイメージがつきませんね。

 管理栄養士：脂質の量をグラムで聞いてもイメージがつきにくいですよね。一般的にどの程度が目安か、比べるとわかりやすいですよ。じつは疾患のない人でも、「日本人の食事摂取基準」というもので食事の目安が年齢ごとに決まっています。Aさんの年齢の場合、脂質は50～70gが目安量となっています。

 Aさん：半分以下ですか……。工夫がむずかしそうですね。

 管理栄養士：脂質制限の食事療法では、2点注意が必要です。1点目は肉や魚の部位、種類の選び方です。鶏肉は皮なしで、牛肉は霜降りを控え、豚肉は脂身を切り落とします。赤身やひれ、ささみなどを選びましょう。また、魚はた

らやかれいなどの白身魚やまぐろの赤身などを選びましょう。2点目は調理方法です。揚げる・炒めるなどの調理法は控え、焼く（グリルやテフロン加工の調理器具使用）、煮る、蒸す料理をメインにします。

Aさん：部位による脂質の違いはイメージできますが、種類でそんなに差があるのですね。

管理栄養士：そうですね。魚はかなり差が出るので、種類の選択が大切です。ただ、脂質制限ばかりを重点的に行うと、1日に必要な栄養量が不足してしまいます。主食・主菜・副菜のバランスを考慮し、ご飯を1膳しっかり摂取したり、いも類などの煮もの料理を入れたりするなど、炭水化物を摂取し、エネルギーを確保することも大切です。[1]

Aさん：いも類は好きなので大丈夫です。バターで炒めるなどではなく煮ものにするのですね。そこで油を使用しないためですね。どんな食事が出るか楽しみです。

管理栄養士：自宅での参考になると思います。ぜひ食べてみてください。

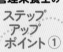

管理栄養士の
ステップアップポイント①

脂質制限により摂取エネルギーが減ってしまうと、体重減少に直結します。たんぱく質の増量も方法の一つですが、どうしても脂質も一緒に摂取されてしまうので、炭水化物優位の食事となります。ただ、主食の増量だけでは食事がすすみにくいこともあるため、いも類やかぼちゃなど、別の方法での摂取を提案することが大切です。

2回目指導（退院前）

Aさん：脂質制限食、とても工夫されていて思ったよりおいしかったです。魚の種類もよくわかりました。油が少ないのでお腹いっぱいになるか心配でしたが大丈夫でした。

管理栄養士：よかったです。脂質が少なく、不足するエネルギー量を炭水化物で補っているので、ちょっと腹もちは悪いですが、必要な栄養

ステップアップポイントがわかる栄養指導のすすめ方

量は確保できています。調理方法はどうでしたか？

Aさん：前回の栄養指導で話しがあったとおり、煮ものや焼きものが多かったです。

管理栄養士：調理の工夫も大事なので、参考にしてくださいね。先生から、退院後は脂質1日30〜35gへ増量という指示が出ましたね。[2]

Aさん：はい、先生からも聞きました。でも、脂質10〜15gの増量ってどのくらいですか？

管理栄養士：油大さじ1杯が大体15g、ナッツ10粒程度が10〜15gの脂質を含んでいます。魚の種類や部位を変えたり、肉の部位を変えたりすることもよいですが、いちばん実行しやすい方法は、調理に炒めものを取り入れることでしょう。[3]

Aさん：脂質の量を増やすことは少し躊躇してしまいますが、このくらいという目安量がわかれば取り組みやすいです。

管理栄養士：脂質の増量ができてきたら、いも類などをあえて追加しなくても大丈夫です。ただし、体重が減ってしまうことがあったら追加を継続してください。病院食のようにバランスを意識しながら、調理での脂質増量をぜひ意識してみてください。

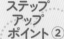

管理栄養士の ステップ アップ ポイント②

脂質の増量のしかたは患者に合った方法を提示しますが、食事の摂取量を聞き、主菜の摂取が少なければ、脂質を含有した種類や部位への変更をすすめます。また、たんぱく質の確保も大切です。

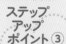

管理栄養士の ステップ アップ ポイント③

脂質は油だけでなく、ナッツやアボカド、オリーブ油などからの摂取でももちろんよいので、患者に何がいちばんとりやすいかを聞きながらすすめましょう。

3回目指導（退院後1ヵ月）

管理栄養士：お久しぶりですね。体調に変わりはありませんか？

Aさん：じつは脂質の増量ができず、体重が減ってしまいました……。あの腹痛が起こると思

ったらとても怖くて……。病院では脂質20gで
何もなかったので、病院食の食事を続けていま
した。

管理栄養士：そうでしたか。脂質の増量はむず
かしいですよね。④ 自宅での食事内容を教えて
ください（24時間思い出し法で食事内容を聞
き、フードモデルを使用して摂取量を確認す
る）。……調理で油を使用せず、脂質の少ない主
菜を選んでいたのですね。

Aさん：じつは、品数が増えてしまうことが手
間で、いも類の追加もできませんでした。

管理栄養士：そうでしたか……。脂質は少しず
つ増やしていきましょう。⑤ たとえばお浸しに
ごま油を追加するだけでもよいですよ。ただ、
エネルギー量が不足してしまうので、主食を1
膳しっかり摂取してください。また、1品追加
することはたいへんなので、サラダの上に缶詰
でよいのでコーンを追加する、汁ものにじゃが
いもや里いもを追加するなど、もともとある料
理に炭水化物を追加してみてください。いも類
は今、ゆでられたものが売られているので、そ
れを利用するのも一つの方法です。無理しない
でやってみてください。

Aさん：缶詰やゆでてあるものも利用すればよ
いのですね。それならできそうです。脂質は先
生からも増量するようにいわれているので、意
識してみます。

＊　＊　＊

　その後、定期的に栄養指導を継続して脂質の増量を行い、体重増加へとつながって
いきました。

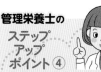
管理栄養士の
ステップ
アップ
ポイント④

10gという少量の脂質
の増量でさえ躊躇する人
もなかにはいます。

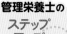
管理栄養士の
ステップ
アップ
ポイント⑤

焦らずに段階を踏んで摂
取量を上げていくことが
大切です。その際、エネ
ルギー不足にならないよ
うに、摂取量を確認して
いきます。

ステップアップポイントがわかる栄養指導のすすめ方

症例の考察

　慢性膵炎の代償期の急性増悪期では、脂質の増量方法が重要です。入院当日は絶食で脂質0gから開始しますが、10g、20gと膵臓の状態に合わせて徐々に上げていき、最終的には50〜70gまで上げます。しかし、Aさんのように腹部痛の再燃を懸念し、脂質量の増量を医師から指示されているにもかかわらず、自己判断で制限し続ける患者もいます。脂質は1gあたり9kcalとエネルギーが高い栄養素のため、制限を続けると短期間で体重減少、さらにはサルコペニアにつながっていきます。また、脂溶性ビタミン（A・D・E・K）の吸収障害が起こることもあるため、脂質制限が徐々に解除されたら、きちんと摂取する必要性を伝えていくことが重要です。

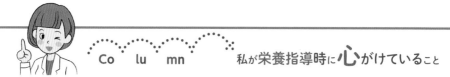

Column　私が栄養指導時に心がけていること

接し方に注意し、体に合った食事療法を伝える

　食事はその人の生活水準が影響するものであり、触れられたくない部分でもあります。私たち管理栄養士はそこに踏み込んでいくわけですから、言葉遣いを含め、接し方には十分注意しなければなりません。また、栄養指導と聞くと患者は「好きなものが食べられなくなる」「食生活を否定される」などというイメージから、構えてしまう人も少なくありません。栄養指導は否定する場ではなく、食事療法は食事制限ではありません。その人の今の体の状態に合った食事をすることが食事療法であり、過度な必要のない制限をすることではないのです。そこをしっかり患者に伝え、否定せず、よりよい方向へ一緒にすすむことが大切です。

7 胃がん術後患者の栄養指導

東邦大学医療センター大森病院栄養部臨床栄養管理室上席室長 ● 古田雅（ふるた・まさし）

胃がん術後患者の栄養指導のポイント

●身体計測・血液検査項目の確認と使用する指導媒体

　がん患者の栄養評価における第一指標は、体重減少です。体重減少に伴い、筋肉量と内臓たんぱくの減少がみられて免疫能が障害されます。そのため栄養管理の実施中は、体重を定期的に測定して栄養管理法の修正および適正化を行うことが重要です。

　全般的な栄養状態の把握には体重変化（率）が簡便ですが、具体的な栄養状態の判定には、身体構成成分のどの部分が減少し、どの栄養素が不足しているのかを把握する必要があります。低栄養時には、体たんぱく量の減少と相対的細胞外液量の増加がみられ浮腫の状態を呈します。体重変化よりも除脂肪体重（LBM）の変化のほうが筋たんぱくの減少を正確に表すことから、体組成測定機器を用いて測定した骨格筋量で評価することが有用です。

　血液生化学検査項目では、アルブミン（Alb）、C反応性たんぱく質（CRP）を組み合わせた評価法Glasgow Prognostic Score（GPS）が、術後合併症や生存率の予測因子として有用性が高いことが報告されています。総リンパ球数（TLC）、総コレステロール（Tcho）、コリンエステラーゼ（ChE）などの複数の検査項目を組み合わせて栄養状態を評価することが有用です。術前のAlb値に係数を乗じて算出するPrognostic Nutritional Index（PNI）も、術後合併症の予測評価に用いられます。最近では、低栄養の国際基準としてGLIM criteriaが、がん患者の生存率予測や術後重度合併症の予測において有用とされています。GLIM criteriaは、客観性のある生化学検査によるスクリーニング判定後に、現症（体重減少率［%］、BMI低値、筋肉量の減少）と病因（食事摂取量の低下、炎症の関与）の2段階に分けて重症度を判定します。

●重要な合併症と栄養指導時の注意点

体重減少を来す原因

　胃がん患者は、腫瘍の慢性炎症により骨格筋の異化が亢進し、がん誘発性体重減少（CIWL）を起こします。さらにがんの進行によって消化管の狭窄や閉塞が生じて術前から経口摂取が困難になる患者も多く、がん関連性体重減少（CAWL）を来して術前から低栄養に陥っている可能性があります。また、消化管切除術後には手術侵襲によるエネルギーの消耗と胃酸分泌低下による栄養素の消化吸収障害が起こるため、体重が減少します。加えて、胃の貯留能低下による小胃症状や吻合部の浮腫によるつかえ感、消化液の逆流、胃の排泄遅延によるもたれ感、食物が急速に腸に流入することで起こるダンピング症候群や下痢などの術後障害をひき起こします。そして食欲不振をまねき経口摂取量が減少しやすくなり、顕著に体重減少を来すことが報告されています。

　栄養指導では、術後の体重減少を抑制することが重要です（図）。食欲があっても、つかえ感や逆流、ダンピング症候群のため食べることを控えてしまう患者や、小胃症状や食欲不振があり食べたくないと訴える患者でも実行可能な方法を提案し、食べること自体を苦痛だと感じさせないように注意します。

合併症への対応

　胃切除術直後の重要な合併症として、消化管吻合部の縫合不全に至ったり食欲不振が長期化する患者もいます。無理に食事管理だけで解決しようとせずに経腸栄養法を併用しましょう。加えて、失われた胃の貯留能や蠕動運動の低下を考慮し、改善に時間がかかることも踏まえて、症状ごとに適した栄養管理・栄養指導を行います。

栄養補助食品の提案

　患者から食事で苦しいと感じている点を聞きとり、訴える症状に適した食べ方を指導します。また、食欲がわかない場合でも、少ない摂取量で効率的に栄養補給できる栄養補助食品の情報を提供しましょう。消化機能が低下していても消化吸収しやすい半消化態栄養剤は、胃がん術後の食事療法でも重要です。さらに、術後の創傷治癒促進を促す成分を含んだ栄養補助食品を提案することも有用となる場合があります。

BMI と生存率の関係

　術前のBMIを $25kg/m^2$ で分け、各患者群で予後を比較したところ、術前のBMIが高く栄養状態がよい群で生存率が有意に良好であることが明らかになっています。また、胃切除術後の体重減少が術後補助化学療法の中断や抗がん薬の減量を来し、生存

①体重減少や骨格筋減少を防ぐために、少量でも高濃度の栄養補助食品を活用し、たんぱく質を補給する。
②小胃症状や腹満感で品数を増やすことが困難な場合には、食事に混ぜて栄養強化調理を行う。

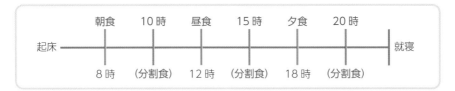

・小胃症状で、すぐにお腹がいっぱいになる。
・品数を減らしたい。

◆栄養アップペースト（1本 165g あたり）
エネルギー 1,100kcal、たんぱく質 38.5g、
中鎖脂肪酸（MCT）79.2g

・量をできるだけ少なくする。
　➡ 高濃度で極少量の栄養剤
・食べたいときに食べる。
　➡ 少しずつ分けてとれる栄養剤

◆アイソカル®100（1本 100mL あたり）
エネルギー 200kcal、たんぱく質 8.0g

高栄養スープ、MCT 豆腐

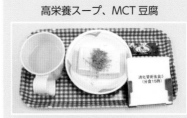

栄養アップペースト、プロテインパウダー、MCT オイルなどを添加する

◆カロリーメイトゼリー（1袋 215g あたり）
エネルギー 200kcal、たんぱく質 8.2g

図 ● 胃がん術後障害における食べ方と体重減少に対する栄養治療によるアプローチ

期間の短縮に関連することが報告されています。

症例

●患者紹介

患者：A さん、70 歳代、男性。妻との 2 人暮らしで調理担当は妻。

診断：胃がん。

既往歴：高血圧症（アンジオテンシンⅡ受容体拮抗薬［ARB］使用）。

現病歴：前医で検診目的に上部消化管内視鏡検査（FGS）を行ったところ、体上部後壁小弯寄りに表面陥凹型（0-Ⅱc）の早期胃がんを認め、精査加療目的で当院を紹介受診。当院にて FGS を施行し、がんの浸潤の可能性を完全には否定できないことから、腹腔鏡下噴門側胃切除術施行目的で入院となった。腹腔鏡下噴門側胃切除術を

施行後3病日目から消化管術後流動食より食事を開始。術後5病日目に術後軟菜五分粥食にしたが嘔吐したため、胸部X線検査を行ったところ吻合部の狭窄を認めた。術後流動食まで食形態を戻したが、目標エネルギー量1,800kcalに達しないため、末梢静脈からアミノ酸輸液を併用した。分割食も含めて流動形態の食事のみであり、満足感低下や頻尿への影響が出ている。食事摂取量が減少してむらも生じているため、栄養サポートによる栄養量の充足と術後食のすすめ方・食べ方に関する栄養教育を目的として栄養指導が依頼された。

入院時身体所見：身長164.1cm、体重76.0kg、BMI 28.2kg/m^2、半年間で2kgの体重減少（減少率2.6%）、体脂肪率37.9%、骨格筋量26.1kg、体細胞量30.8kg、左腕のAC 29.0cm、TSF 14mm、AMC 24.6cm、AMA 48.2cm^2。

生活活動強度：軽度。

日常生活状況：自立、仕事あり（夫婦共働き）。

入院時検査データ：Alb 3.8g/dL、TTR 20.3mg/dL、BUN 20mg/dL、Cre 0.93mg/dL、eGFR 62.3mL/分/1.73m^2、ChE 298U/L、T-Bill 0.7mg/dL、TG 103mg/dL、Glu 85mg/dL、Na 140mEq/L、K 3.9mEq/L、Cl 109mEq/L、AST 22U/L、ALT 25U/L、AMY 75IU/L、CRP 0.1mg/dL、WBC 6,900/μL、Hb 13.5g/dL、TLC 2,114/μL。検査値の推移は**表**のとおり。

嗜好：喫煙歴は40本/日×25年。飲酒歴はビール350mLを週1回程度。健康食品の利用はなし。

患者背景：吻合部狭窄に伴う嘔吐を認め、食事摂取は3～7割とすすまず。縫合不全もなく排便はあるが、消化管術後流動食（800kcal、たんぱく質30g）は半分程度、分割食は2～3割程度しか摂取できていない。食事からは400～450kcal程度、末梢静脈からはアミノ酸輸液1,000mLと脂肪乳剤20%・100mLを投与し、輸液から620kcal、アミノ酸30g、脂質20gを補充している。流動食の味が口に合わず、「味がしない」「甘味を強く感じる」との理由で摂取がすすまない。経口摂取の不足分を補う目的で経静脈輸液を併用しているため、頻尿に転じ（尿量2,600～2,800mL）、本人は負担に感じている。

入院中の食事：消化管術後食（術後流動食→術後五分粥食→術後全粥食）、分割食。

● **指導計画・目標**

① **治療コントロール目標**

・目標栄養量は、術後ストレス係数を乗じて算出。エネルギー1,775～2,070kcal（標

表 ● 検査値の推移

項目（単位）	入院時	初回指導	2回目指導	3回目指導（外来）
体重（kg）	76.0	73.1	71.8	70.3
BMI（kg/m^2）	28.2	27.1	26.7	26.1
CRP（mg/dL）	0.1	25.9	0.3	0.1
TP（g/dL）	6.4	5.7	6.1	6.3
Alb（g/dL）	3.8	2.7	3.5	3.7
ChE（IU/L）	298	145	210	265
Na（mEq/L）	140	137	140	141
K（mEq/L）	3.9	3.7	4.0	4.1
AST（IU/L）	22	43	45	25
ALT（IU/L）	25	46	67	21
BUN（mg/dL）	20	12	16	18
Cre（mg/dL）	0.93	0.96	0.97	0.93
Glu（mg/dL）	85	125	117	102
TG（mg/dL）	103	128	121	110
WBC（/μL）	6,900	11,200	7,800	7,100
TLC（/μL）	2,114	672	1,270	1,680
Hb（g/dL）	13.5	13.5	14.1	14.3
Ht（%）	32.0	38.0	40.5	40.9
TTR（mg/dL）	20.3	13.5	21.7	23.6
骨格筋量（kg）	26.1	25.5	25.1	25.3
体脂肪量（kg）	28.8	28.5	26.6	27.3

準体重あたり 30 ～ 35kcal）を充足する。

・目標たんぱく質量 70g/ 日（標準体重あたり 1.2g）の 7 ～ 10 割を充足する。

・体重減少率は 10％未満を目標とする。

・術後障害の出現を抑制する。

・クリニカルパスどおりの入院日数で退院できるように、喫食率を保つ。

・退院後も自主的に食事管理を継続する。

②栄養療法の設定と栄養指導内容

・1日5〜6回食（少量分割食）とし、食事の1回量を通常量の半分に調整する。

・ゆっくりとよくかむことを意識し、おおむね1口20回以上の咀嚼を行う。

・自宅で分割食を実践する際の具体的な食事内容や食べ方を理解する。

・食欲不振がある場合や体重減少率が大きい場合に適した栄養補助食品を理解する。

・食物や消化液の逆流防止のため、就寝前の食事を控え、食後すぐに横にならないことを理解する。

③指導方針（実践したアプローチ）

・術後に消化液分泌量が減ることを理解し、消化吸収に与える影響を認識した食べ方を実践する。

・術後、食後に起こりやすい消化器症状と、その対策を認識した食べ方を実践する。

・術後の体重変化を理解し、食事内容や栄養量を意識して実践する。

・鉄やカルシウム、ビタミン B_{12} など吸収障害や食欲不振時の栄養不良を考慮し、栄養補助食品などの活用方法を認識し、実践する。

・日常生活で無理なく継続できる食べ方の実践と、術後障害発生時の食事調整を行う。

●実際の指導

登場人物紹介

患者Aさん　　Aさんの妻　　管理栄養士

初回指導（入院中1回目）

 管理栄養士：今日は、これからの術後の食事内容と、食べる際に気をつけてほしいことについて話します。術後の食事がはじまり、困っていることはありますか？

 Aさん：尿の回数が多くてね。流動食だから余計に尿が増えるのかなと思って、食事量は減らしていました。あと点滴が多かったのも、かな

り影響していると思います。

　管理栄養士：術後すぐは、手術のストレスで血管内にとどまっているはずの水分が血管外に漏れてしまって尿量も減るため、点滴で補っています。数日経つと、漏れていた水分などが血管内に戻るので、逆に尿量は増えます。流動食の影響ではないので、心配しなくても大丈夫ですよ。

　Aさん：尿の回数が多いと、トイレに行って戻ったのに、また行かなければならず、たいへんです。でも流動食の影響ではないのですね。

　管理栄養士：そうですね。尿量が増えて体に起こっていた術後ストレスが緩和されているので、よい状態です。現在の尿量や水分投与量と必要量を考えても、ちょうどよいと考えられます。むしろ、起きてトイレまで歩くこともリハになるので、起き上がったついでに歩行してもよいかもしれません。気分転換にもなりますよ。現時点で、食欲はいかがですか？

　Aさん：お腹がすいたという感じの食欲は、まだありません。[1] 流動食の重湯に塩気がないので、食べたいという感覚もわきませんでした。全体的に味が甘く感じて飲めません。牛乳や豆乳も甘く感じるので飲めないです。コンソメスープはしょっぱい味なので飲めました。

　管理栄養士：食塩を制限してはいませんが、いきなり食塩の多い流動食ばかりだとむくむこともあるので、食形態と同じように少しずつ移行させていきましょう。[2]

　Aさん：早く点滴をやめて、ご飯を食べたいです。自分ではもう食べられると思っています。

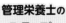

管理栄養士の
ステップ
アップ
ポイント①

術前は1日2～3回食だった患者が急に1日5回食や6回食となり、短時間に次の食事を食べることは、いくら少量でも食べる気が起こらないと感じる場合があります。

管理栄養士の
ステップ
アップ
ポイント②

併せて、一部を甘くない食品に代替しました。

先生にも伝えてほしいです。

管理栄養士：胃切除後は消化酵素の分泌量が減少しているので、食べものを消化する力も落ちています。消化された食べものを腸に送り出す力も低下しているため、手術の方法に応じて、術後の消化機能を考えた食事のすすめ方が計画されています。しかし最近は、かならずしも流動食から、三分粥食、五分粥食……常食のように段階的な食形態アップを行わない場合もあります。ただし、吻合した部分が狭窄している場合には慎重に食上げする必要があります。食上げを焦ってすすめると術後障害をひき起こすこともあるため、Aさんの状態を踏まえて医師と相談してみます。[3]

Aさん：ありがとうございます。食べられそうな気がしてきました。でも少しのどが詰まった感じがしていて、飲み込んだものが戻ってくることもありました。[4]

管理栄養士：胃術後は、一時的に胃に食物をとどめながら消化する力も低下しています。そのため、食上げをしたからといって一度にたくさん食べると急激に小腸へ食べものが流入するため、腹痛や下痢、吐き気、嘔吐、腹部膨満感、冷や汗、めまいなどのダンピング症候群という症状が起こりやすくなります。消化・貯留機能の低下を補う目的で、一度に食べる食事量を半分程度に減らして、食間の10時や15時、20時に分割して食事を提供します。まずはゆっくり食べることを心がけてください。[5]

Aさん：もともと早食いだったので、今は意識してゆっくり食べているつもりでも、まだ早い

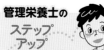**管理栄養士の ステップ アップ ポイント③**

術後合併症や術後障害が生じた場合、経口摂取に固執せず、無理なく必要栄養量を充足させることも必要な対応です。入院中であればアミノ酸輸液などの静脈栄養の併用を、退院後でも小腸瘻を造設している患者には経腸栄養剤の併用を提案しましょう。

管理栄養士の ステップ アップ ポイント④

術後の逆流や排泄遅延によるもたれ、腹部膨満感などがある患者は、なおさら食事の時間を苦痛に感じるおそれがあります。

管理栄養士の ステップ アップ ポイント⑤

決まった時間の5～6回食を促すのではなく、食べられるときに少量ずつでもよいのでくだものを食べたり、ふたのついた飲む栄養ゼリーなどを少しずつ飲むように（Sip Feeds）指導します。食べられない患者の立場に立ったアドバイスが必要です。

かもしれません。食形態を上げてもらえるのなら、余計にゆっくり食べないといけませんね。

2回目指導（退院前）

 管理栄養士：食後の不快な症状はどうですか？⑥

 Aさん：食事をしていると少し上がってくる感じはありますが、食べられています。今朝も食事中に唾液のようなものを少しだけ吐きましたが、食べものは吐いていません。先生からも、しっかりかむように注意を受けました。固形物は詰まるとそのままに感じるので、吐きそうになります。

 管理栄養士：医師と相談しましたが、吻合部に少し狭窄した箇所があるため、つかえ感を感じやすいと思います。退院後もゆっくりよくかんで食べることを継続してください。1食に30分程度かけてゆっくりよくかみ、一度に食べすぎないようにしましょう。⑦

 Aさん：仕事をしているときは時間がないので、かむというよりも飲み込んでいました。

 管理栄養士：Aさんの苦しみを緩和する方法に食べ方の見直しも大きく影響します。この機会に、少しずつゆっくり食べることを習慣づけていきましょうね。

 Aさん：わかりました。入院前なら病院食の倍は食べていたのに、今は半分も食べられません。分割食でさえ量が多く感じるため、時間をかけて食べています。分割食は、2品のうち1品はかならず食べられますが、もう1品はとっ

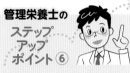

管理栄養士の
ステップ
アップ
ポイント⑥
食形態も全粥食まで上がってきたので、退院に向けた栄養指導をします。

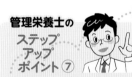

管理栄養士の
ステップ
アップ
ポイント⑦
同時に、食品ごとの摂取目安量を伝え、参考にしてもらいました。

ておき、夜中に起きてしまって空腹感があると
きに飲むことがあります。

管理栄養士：飲みもの程度であれば大丈夫です
が、口に入れてからすぐに横になると逆流のリ
スクが高まるので、食後 30 分以内は横になら
ないように気をつけてください。[8] 食欲自体は
出てきていますか？

A さん：食欲はあります。全体的な味つけを甘
味より塩味のあるものに変えてもらったので、
いろいろ食べられるようになりました。それで
も、まだ食べるときは格闘のようです。

管理栄養士：分割食は、1 品でもかならず食べ
られているのは立派です。「格闘している」と感
じるくらいがんばっているのはすばらしいです
が、無理はしなくても大丈夫ですよ。

A さん ：1 週間で 4.2kg も体重が減りました。
退院後は仕事にも復帰するつもりなので、体重
と体力を戻さないといけないと思っています。

管理栄養士：1 品だけでも、少量で栄養価が高
く消化吸収されやすい栄養補助食品を分割食に
しているので、効率的に栄養補給できますよ。
食事を食べられることがもっともよいですが、
思ったほど食べられないときもあります。急激
な体重減少は入院中の術後 1 ヵ月以内に起こり
ますが、体重減少のピークは 3 〜 4 ヵ月後に訪
れることが多いようです。[9] 退院後も分割食と
して栄養補助食品を活用することをおすすめし
ます。病院で提供したもの以上に、食品の形態
はさまざまで味も豊富です。医薬品として処方
されるものや医療用途の食品として購入するも
のがあります。

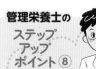
管理栄養士の
ステップ
アップ
ポイント ⑧

術後に重要なのは、食べ
もののよしあしではなく
食べ方だということを伝
えます。

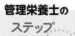
管理栄養士の
ステップ
アップ
ポイント ⑨

外来栄養指導では退院後
の食事の不安を傾聴し、
患者個々の食環境に見合
った食べ方を提案してサ
ポートします。

Aさん：いろいろと食事のことがわかって、安心しました。退院してからも続けたいです。

3回目指導（退院後／外来）

管理栄養士：退院後1ヵ月程度が経ちましたが、食事で困っていることはありますか？ 食後の不快な症状は落ち着いていますか？

Aさん：つかえ感があり、しゃっくりも気になることがあります。食後に時間が経つとしゃっくりは止まりますが、流れていく感じはわからないまま、苦しさがうすれていく感覚です。お通じは、すぐには出ませんが、食べた後は出やすいです。まだ下痢が多いです。

管理栄養士：そうですか。逆流しにくい手術方法ですが、その反面少しつかえ感が出やすいので、食べ方をすぐに変えることはありません。ゆっくり少しずつ食べるようにしましょう。

Aさんの妻：少しずつ食欲は出てきましたが、朝・昼・夕の時間どおりにお腹がすくわけではないようです。分割食にせず、1日2食の場合もあります。食べられそうなときにまとめて食べることがありますが、食後に強い倦怠感があるようです。

管理栄養士：病院食と同じ時間帯で画一的な食べ方にする必要はありません。[10] しかし一度にまとめて食べた際に倦怠感が出るのであれば、少量ずつ分けることが大切です。食後に胃排泄遅延が起こっている可能性もあるので、どのくらい食べると調子が悪くなったか、体調のよいときと比較して加減してみましょう。

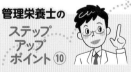

管理栄養士の ステップアップポイント⑩

食べられるときに食べる方法の有効性も報告されているので、間違いではありません。しかしこの方法は、体調に応じて摂取制限をかけることが必要なケースもあります。

Aさん：わかりました。仕事を再開したため食事のリズムが昔に戻ることがあります。食べ方をあらためて意識します。体重が増えず、体力が戻らないのですが、量を増やすと食べられません。どうすればよいでしょうか？

管理栄養士：栄養補助食品を取り入れる価値は高いと思います。[11] 少量で栄養価が高く、狭窄によるつかえ感があっても通過しやすく、食形態も豊富です。種類を増やすほど好きではない場合や味に飽きてしまった場合は、無味無臭で料理に混ぜて栄養価を高めるタイプの栄養補助食品もあります。

Aさん：それはぜひ試したいです。嗜好に合うゼリータイプのものも、いつもだと飽きてしまうので助かります。体重も少しずつ戻ることを期待したいです。

管理栄養士：本日の体組成検査の結果（表）をみると、下肢のむくみは軽減しています。体重は横ばいですが、骨格筋量と体脂肪量のどちらも少しずつ増えてきています。この調子で焦らず続けていきましょう。

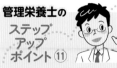

管理栄養士の ステップアップポイント ⑪

経口摂取がすすまない場合は、嗜好に合う献立への個別調整の工夫を提案（入院中は献立で提供）しましょう。嗜好に配慮して、塩味付加できる食品や、少量でのど越しよく摂取可能な栄養補助食品に置き換えてもよいでしょう。

症例の考察

　介入当初は、吻合部狭窄部位の詰まる感覚が強くありました。食道逆流はしていませんでしたが、予測性に嘔吐してしまうことが食事への不安につながり、経口摂取が停滞していました。胃がん噴門側胃切除における最大の問題点は逆流性食道炎ですが、本症例の術式は逆流防止の効果を有したmodeified SOFY法による再建術でした。逆流防止効果は高い反面、吻合部の狭窄があったため過剰につかえ感のあったことが特徴的でした。

　管理栄養士は患者の不安を傾聴し、吻合部位のつかえ感は逆流を防ぐ役割があるこ

とと、ゆっくり少量ずつ食べることで食べものはかならず通過することを伝えます。再建方法がおよぼす望ましい効果を理解することは、安心して食べることにつながります。また、食べられないことで余計に「1日も早く退院したい」という思いをまねき、食物・栄養関連の話題に対する誤った信念が増大していました。全量摂取するために「食事と格闘している」と発言するほど無理に摂取していたことも、嘔気・嘔吐や腹満を誘発する要因となっていました。

　本症例のように、術式の特徴や術後の食事関連合併症を十分に理解できず、また退院を焦りすぎたことで、かえって術後障害を誘発しやすい食べ方をしてしまうことがあります。「家に帰れば食べられる」と思い込み、退院を急がせるよう訴える場面もみられます。栄養指導では、そうした患者の焦りや不安、知識不足によって、余計に食べられなくなることを避ける必要があります。患者の気持ちを傾聴したうえで、「術後合併症や術後障害を予防し、計画どおりに退院に導くための近道として、作戦を話してもよいですか？」とアドバイスしたり、心理的な焦りをまねいていた背景を受け止め、こまめに病室を訪れて信頼関係を築くことも大切です。

　退院後の「体重が減り続ける」「体重が戻らない」という不安に対しては、「体重をもとに戻したい目的は何ですか？」と尋ねてみましょう。体重減少が想定された経過であることを伝え、「焦らずに術後障害をまねきにくい食べ方を続けることで、少しずつ体重も増えてきますよ」と話すと、外来栄養指導も継続しやすくなります。患者の思いや受け取り方を、言葉や表情から理解できるように努めましょう。栄養指導が"患者の仕事復帰に向けた体重や体力の回復という目的に対する協同した環境の場"となるように、患者に寄り添いながら患者や家族との信頼関係を築いていくことが重要です。

●引用・参考文献 ・・

1）Ravasco, P. et al. Cancer : Disease and nutrition are key determinants of patients' quality of life. Support Care Cancer. 12（4）, 2004, 246-52.
2）Lee, HH. et al. Survival impact of postoperative body mass index in gastric cancer patients undergoing gastrectomy. Eur. J. Cancer. 52, 2016, 129-37.
3）日本臨床栄養代謝学会（JSPEN）編. "がん化学療法における栄養管理". 日本臨床栄養代謝学会 JSPEN コンセンサスブック①：がん. 東京, 医学書院, 2022.
4）「胃癌術後評価を考える」ワーキンググループ PGS 対応システム構築プロジェクト 胃外科・術後障害研究会編. 胃を切った方の快適な食事と生活のために.（https://www.jsgp.jp/pdf/citizen/booklet20131120v1.pdf, 2022 年 11 月閲覧）.
5）矢野雅彦ほか編. "抗がん剤・放射線治療患者の栄養と食事". 患者さん目線から考えるがんの栄養・食事ガイドブック. 松浦成昭ほか監修. 東京, メディカルレビュー社, 2017, 24-72.

6）田中智子ほか．"胃"．外科ナース・研修医のための消化器の手術＆臓器のはたらき．消化器外科ナーシング
2016年秋季増刊．山上裕機編．大阪，メディカ出版，2016，59-88.
7）特集：高齢がん患者の栄養療法：現状とこれから．日本静脈経腸栄養学会雑誌．34（2），2019，71-106.
8）Hirao, M. et al. Patient-contorolled dietary schedule improves clinical outcome after gastrectomy for gastric cancer. World J. Surg. 29（7），2005，853-7.
9）桑原節子．がん患者へのダイエットカウンセリング．日本静脈経腸栄養学会雑誌．30（4），2015，933-6.
10）丸山道生．術後の食事と代謝栄養．外科と代謝・栄養．49（5），2015，191-8.
11）日本病態栄養学会編．がん病態栄養専門管理栄養士のためのがん栄養療法ガイドブック2019．改訂第2版．東京，南江堂，2019，272p.

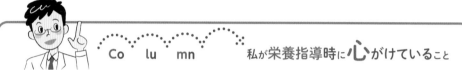

Co lu mn 私が栄養指導時に心がけていること

食後の患者の症状を細かく聞きとり、
管理栄養士の行動の理由と根拠を明確に伝える

　胃がん手術にはさまざまな術式があり、切除後の再建方法も複数実施されています。術式と再建方法の違いによる術後障害の発生頻度や、術後の食事摂取量や栄養状態への影響度も異なります。まずは、患者の食後の訴えがなぜ異なるのか、何に困っているのか、その理由を十分に理解します。そのうえで、症状に適した食べ方や食事内容について、栄養指導を行うことが大切です。

　胃がん術後患者からは、「食べていけないものはありますか？」「○○は食べてもよいですか？」「いつまで続けたらよいですか？」などの質問が目立ちます。術前に食べていたものが食べられなくなるかもしれない不安と、いつまで続ければもとの食生活に戻せるかを気にする患者が多数を占めています。手術で切除された胃の機能や今後どのように回復するのかという点に、患者は不安をもちます。どのような理由で胃切除術後に適した食事内容や食べ方にするのかを、十分に説明することが大切です。禁止食品はかならずしもありませんが、それは食べ方や一度に食べる量が大きく関係しているためです。食べもののよしあしを○×だけで判断した食行動にならないようにしましょう。正しい理由とともに、食べる量や期間も含めて導く栄養指導を心がけ、患者の不安を安心に変えることができるようにすすめていきましょう。

8 食道がん術後患者の栄養指導

国立研究開発法人国立がん研究センター中央病院栄養管理室室長 ● 土屋勇人（つちや・はやと）

食道がん術後患者の栄養指導のポイント

●手術後の患者の状況に合わせた栄養指導の実施

食道がん術後の食事では、とくに食べてはいけない食べものはありませんが、患者自身にとって安全に食べられる食品や調理方法をみつけて、無理のない食事を行う必要があります。食道切除後は、胃や腸など別の臓器を用いて食道を再建することで、とくに術後間もないころは食べもののつかえ感やむせ込みを生じます。また貯蔵能力や消化機能が低下して、一度に多くの食事をとることができなくなることが多いです。そのため、消化がよく刺激の少ないやわらかく調理した食事が望ましいです。

さらに手術の方法や術後経過によって栄養指導内容を変えます。このような状況を踏まえて入院食の内容や個別対応の状況を把握し、そのときどきの患者の食事摂取状況に応じた栄養指導内容を考える必要があります。

●手術後に起こる可能性が考えられる体の変化

食道がんで手術を行うと、食べものの通り道が変わるため、食事量が減り体重減少が起こります[1]。また、胸部食道がん術後患者の退院後の生活の困難について、食事摂取時のつかえ感による不安、食事摂取量の増加や摂食嚥下習慣の変更がむずかしいなどの訴えがあったと報告[2]されています。

さらに、必要なエネルギー量を確保しないと自身の体脂肪や体たんぱくを切りくずして生命を維持していきます。体重が減っていくことのつらさを食事や栄養の知識でサポートすることで、患者に安心してもらう必要があります。

症例

●患者紹介

患者：Ａさん、50歳代、男性。

職業：機械メーカー営業。

主訴：検診異常。

診断：胸部食道扁平上皮がん、c Stage Ⅰ。

家族歴：なし。

既往歴：高血圧、高尿酸血症。

現病歴：検診のため近医受診。胸部食道がんと診断された。術前化学放射線療法についても説明を受けたが、手術を強く希望し、手術加療となった。

身体所見：身長166.5cm、通常時体重70.0kg、術前体重67.1kg、退院時体重62.7kg。

検査データ：体重や検査値の推移は表1、2のとおり。

術前化学療法：なし。

手術：胸腔鏡下食道切除、腹腔鏡下胸骨後経路胃管再建、3領域リンパ節郭清。

嗜好：元喫煙者で20本/日×30年（20〜49歳）、ブリンクマン指数600。飲酒は6ドリンク/日。

家族構成：妻（50歳代パート）、長男（20歳代）、長女（20歳代）との4人暮らし。

食事：調理は妻が担当。20歳代より飲酒・喫煙習慣あり。辛いものを好み、野菜やくだものはあまり食べない。

●指導計画・目標

・退院後すぐは、とにかくエネルギーを確保するために食べやすいものや食べられるものを食べる。

・術後1ヵ月は、つかえ感などにより食事が思うようにとれない時期である。徐々に食べられるようになることを伝え、嗜好や食事摂取状況を確認しながら、具体的な食品や調理方法の提案と頻回食の継続を促す。

・術後4ヵ月は、摂取量を正確に把握して体重減少が続いている場合は、考えられる理由を明確に示し、悩みへのサポートを行う。

・術後8ヵ月は、自身の日ごろの食事経験をいかし、困りごとがある場合はその解決策を一緒に考え、食生活が安定していれば食事を楽しむことを指導する。

・術後12ヵ月は、『日本人の食事摂取基準（2020年版）』[3]の必要エネルギー量の確保

表1 ● 血液検査の推移

項目（単位）	退院時	術後1ヵ月	術後4ヵ月	術後8ヵ月	術後12ヵ月
TP（g/dL）	7.0	6.9	6.9	7.1	7.3
Alb（g/dL）	3.6	3.6	3.9	4.0	4.2
Tcho（mg/dL）	179	183	200	183	194
AST（GOT）（U/L）	37	37	27	21	21
ALT（GPT）（U/L）	40	45	18	15	16
γ-GT（U/L）	138	60	37	37	37
BUN（mg/dL）	14	20	13	11	11
Cre（mg/dL）	1.15	1.14	0.96	0.88	0.91
Na（mmol/L）	139	139	138	142	141
K（mmol/L）	4.6	4.6	4.3	4.5	4.3
eGFR（mL/min/1.73m^2）	54	52	62	67	65
CRP（mg/dL）	0.50	0.30	0.04	0.02	0.02
WBC（10^3/μL）	5.2	8.3	6.6	5.0	5.5
RBC（10^4/μL）	435	427	453	439	435
Hb（g/dL）	14.3	14.6	15.0	14.8	15.1
TLC（/μL）	970	1,130	1,700	1,510	1,940
TTR（PA）（mg/dL）	－	20.3	24.8	29.1	30.5

をめざす。食事摂取量や体重モニタリングの継続を指導する。

●実際の指導

登場人物紹介

患者Aさん　　Aさんの妻　　管理栄養士

表 2 ● SGA、CONUT スコア、体成分の推移

項目（単位）	退院時	術後 1 ヵ月	術後 4 ヵ月	術後 8 ヵ月	術後 12 ヵ月
主観的包括的評価（subjective global assessment；SGA）					
体重（kg）	62.7	59.8	55.3	55.7	57.4
術前体重比率（%）	93.4	89.1	82.4	83.1	85.5
前回栄養指導時体重に対する比率（%）	−	95.4	92.5	100.7	103.1
BMI（kg/m^2）	22.6	21.6	20.0	20.1	20.7
栄養に影響する術後症状	つかえ感	食欲不振、つかえ感、下痢	つかえ感	つかえ感、嘔吐	−
活動と身体機能	−	通常活動	通常活動	通常活動	通常活動
SGA 評価	−	良好	良好	良好	良好
CONUT スコア（controlling nutritional status）					
栄養不良レベル	軽度栄養不良	軽度栄養不良	正常	正常	正常
体成分分析値（InBody® 770）					
筋肉量（kg）	45.3	45.2	44.4	44.9	45.3
体脂肪量（kg）	14.1	11.9	8.8	8.2	9.6
体脂肪率（%）	22.5	19.9	15.8	14.8	16.7
除脂肪量（kg）	48.6	47.9	46.5	47.5	47.8
基礎代謝量（kcal）	1,420	1,405	1,385	1,396	1,402

初回指導（術後退院時）

管理栄養士：もうすぐ退院ですね。退院後の食事について不安はありますか？

A さん：つかえる感じはそんなに強くないので、けっこう食べられています。でも、食後に冷や汗をかいて気持ち悪くなってしまったことがあります。

管理栄養士：ダンピング症候群の症状ですね。[1]食べられるからといって手術前のように食べて

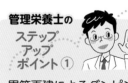

管理栄養士の
**ステップ
アップ
ポイント ①**

胃管再建によるダンピング症候群に注意が必要です。

しまうと現れる症状です。入院中の食事を参考にして、よくかんでゆっくり落ち着いて食べるようにしてみてください。[2]

Aさん：主治医から、術後は体重が減ると聞きました。

管理栄養士：術後は、以前と比べて一度に食べられる量が少なくなることがあります。体に必要な栄養が確保できないと、体重減少につながります。1回の食事で食べる量が減るぶん、頻回食を取り入れた食事を心がけましょう。[3]

Aさんの妻：入院中と同じような食事にすればよいですね。

管理栄養士：術後間もないので、しばらくは消化吸収に負担の少ない食材や調理方法を取り入れる必要があります。のど越しのよい食品や調理方法を用いたり、ぱさつくものにはとろみをつけたりするなど、工夫してみてください。今は食べやすいものや食べられるものを食べるようにしましょう。食べてはいけない食品はありませんが、食物繊維を多く含む食品やかたい食品は、よくかんで飲み込む必要があります。かみにくい食品はつかえやすくなるため、術後間もない時期は避けるほうが望ましいです。刺激物やアルコールも控えるほうがよいです。

管理栄養士の ステップ アップ ポイント②

食後30分以内の早期症状には、しばらく休んで様子をみること、後期症状には、血糖値を上げる方法を指導します。早食いや食べすぎが原因で起こりやすくなるため、食べ方も指導します。

管理栄養士の ステップ アップ ポイント③

一度に多く食べないように、1日5〜6回の頻回食をすすめ、術後の不快症状の軽減や必要エネルギーの確保につなげます。自身の状態に合った食品、料理方法、その食べ方および適量をみつけるように指導します。

ステップアップポイントがわかる栄養指導のすすめ方

術後1ヵ月の外来受診時の指導

　術後1〜4ヵ月までが、とくに食事変化のみられる時期です。栄養評価では、身長、体重、BMI、前回指導時と比較した体重変化率、食事に影響する食欲不振、つかえ感、悪心、嘔吐、下痢、便秘などの術後症状の有無、食事内容と摂取量、活動と身体機能および血液検査値などを総合的に評価します。

Aさん：まだつかえ感があります。食欲もないので、あまりたくさんは食べられません。ときどき、下痢症状がありましたが落ち着いてきました。

 管理栄養士：最近は、どのような食事をどのくらい食べていますか？（退院後の食事についての悩みを聞き、対応する）

 Aさんの妻：好きなおかずを先に食べてしまい、主食を食べないことが多いです。

 管理栄養士：エネルギーが不足すると、せっかく摂取したたんぱく質が本来の役目である体をつくることに使用されず、生活していくために必要なエネルギーとして使われてしまいます。徐々に食べられるようになってくるので、できるだけ主食も摂取するようにしましょう。④

 Aさん：胸のあたりでつまる感じがして、食べものが落ちていかないです。

 管理栄養士：手術後間もないので、今はやわらかく調理した食事をゆっくりよくかんで、頻回食を取り入れてみてください。⑤ 食べやすい食品を選び、優先して摂取してかまいません。摂取がむずかしいときは無理せず間隔を空けながら食べ、体調に合わせて、少しずつ以前の食事に戻していきましょう。下痢がある場合は、こまめな水分補給も心がけてください。

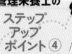

管理栄養士の ステップ アップ ポイント④

食事からの必要エネルギー量の確保がむずかしい場合、栄養補助食品の活用などを提案します。栄養補助食品の摂取が嗜好的にむずかしい場合は、含まれる栄養成分が比較的近い料理や市販食品を提案します。

管理栄養士の ステップ アップ ポイント⑤

食事が思うようにとれないことに悩む場合、手術を経験したほかの人も同様の悩みをもっていることを伝えると、食事に対する不安感の改善につながることがあります。

術後4カ月の外来受診時の指導

 Aさん：下痢症状は落ち着いてきました。少しつかえる感じは残っていますが、食事は以前と比べるといろいろなものが食べられるようにな

り、量も増えてきました。ただし、食べてよい量がわかりません。体重も減っています。このままの食事を続けていてよいのでしょうか。

 管理栄養士：食事内容の幅が広がり、家族と同じ食事ができるようになって食事摂取量も徐々に増えてきましたね。料理にも変化がみられますが、体が必要としているエネルギーに対して主食量がまだ少ないように思います。1回の食事で食べられる量を記録して確認する方法もあります。食事量がもう少し増え、体重が安定してくるまで頻回食を継続していきましょう。[6]

 Aさん：筋肉が落ちてしまったように感じるので、積極的に運動するようにしています。

 管理栄養士：運動はたいへんよい習慣です[7]が、エネルギー消費量も増加します。運動に必要なエネルギーもしっかりと頻回食で補給しながら、運動を続けていきましょう。ただし、無理して食べることで悪心や嘔吐につながることがあります。食べられる量を把握するようにしましょう。

管理栄養士の ステップアップポイント⑥
「食べているのに体重が増えない」という訴えがあった場合、今後も体重減少が続く可能性があることを伝えます。患者が「食べている」と思う割に、エネルギー確保につながっていないケースもあります。フードモデルなどを用いて正確な食事摂取量を理解してもらい、必要に応じて頻回食の継続を促します。

管理栄養士の ステップアップポイント⑦
食事内容の変化や活動量の増加により、回復してきていることを一緒に喜ぶことで、患者の安心感にもつながります。

術後8ヵ月の外来受診時の指導

 Aさん：間食に甘いものや菓子パンを取り入れ、食事も以前より食べられるようになりましたが、体重が増えません。食べすぎて気持ち悪くなり、吐いてしまうこともあります。

 管理栄養士：主菜は、ほぼ一人分の量を食べられているようですね。ただし主食である米飯は、手術前と比べて半分ぐらいなので、体重が増えるほどのエネルギー確保にはつながってい

ステップアップポイントがわかる栄養指導のすすめ方

ません。不足しているエネルギーをなんとか頻回食で補っているようです。自分の食べられる量はすでにおわかりだと思いますので、今は食べることを楽しんでいきましょう。⑧

Aさんの妻：体重をもっと増やすには、どのような食事をすればよいでしょうか？

管理栄養士：体重はやや増加していますが、体脂肪量が減少していることから体が必要としているエネルギーが不足しているようです。食欲や体調を確認しながら油脂類を用いた料理を取り入れてみましょう。体重を増やすためにも、食べたいものを食べる食事療法から栄養バランスを考えた食事を心がけるようにしていきましょう。⑨

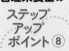

管理栄養士の
ステップ
アップ
ポイント⑧

食事が食べられるようになる一方、術後に減少した体重がなかなか増えないことに悩む時期です。体重を増やすためにはさらに多くのエネルギーや栄養素が必要ですが、時折食べすぎて、嘔吐につながることもあります。

管理栄養士の
ステップ
アップ
ポイント⑨

患者の状況に合わせてエネルギーアップにつながる食事を提案します。焦らず少しずつ、本人が目標とする体重に近づけられるようにします。

術後12ヵ月の外来受診時の指導

Aさん：つかえ感はほぼなくなり、食事量も増えましたが、頻回食は続けています。運動も継続していて、体重も少しずつですが増加してきています。

管理栄養士：体重は減らすよりも増やすことのほうがむずかしいです。ひき続き、栄養バランスを考えた食事をよくかんで食べていきましょう。⑩ 頻回食を続ける場合は、甘いものや好きなものに偏ることなく栄養バランスも考えていくとよいです。ある程度食べられるようになり体重も安定したら、頻回食を減らしていきましょう。

管理栄養士の
ステップ
アップ
ポイント⑩

手術の影響が残っている場合もありますが、食事や体重変化がおおむね安定する時期です。食事摂取状況から指導継続の必要性を評価します。患者の栄養状態や食事摂取状況について主治医と相談し、検討しましょう。

症例の考察

　本症例は、早期に食道がんがみつかり、術前化学療法などは実施せずに手術治療を行いました。食欲不振やつかえ感、体重減少に悩みながらも管理栄養士のサポートで食事療法を続けられ、徐々に食事も楽しめるようになって体重も増加傾向を示しました。管理栄養士が、各時期における患者の悩みや抱えている不安をさまざまな状況から判断し、寄り添った栄養指導を行えた一例です。

●引用・参考文献 ・・

1）国立研究開発法人国立がん研究センターがん情報サービス．（https://ganjoho.jp/public/cancer/esophagus/follow_up.html，2022 年 11 月閲覧）.
2）綿貫成明ほか．胸部食道がん術後患者の退院後の生活における困難の実態．Palliative Care Research. 9（2），2014，128-35.
3）厚生労働省「日本人の食事摂取基準」策定検討会．日本人の食事摂取基準（2020 年版）．（https://www.mhlw.go.jp/stf/newpage_08517.html，2022 年 11 月閲覧）.

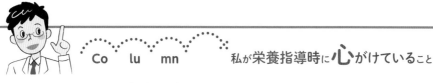

Column 私が栄養指導時に心がけていること

患者に寄り添った栄養指導

　食道がん術後の患者は、食べることに対する困難やつらさを感じています。食べる楽しみやそのときどきの状況に合わせた、安心して食べられる食品や料理の提案が必要です。また体重減少など自身の体の変化に対する失望感の訴えも多く、これらを取り除く栄養サポートも重要です。そのときの患者の状況に合わせて適切に助言することで気持ちが楽になり、希望をもって術後治療を継続してもらえるように、"患者に寄り添った栄養指導"を心がけています。

ステップアップポイントがわかる栄養指導のすすめ方

9 クローン病患者の栄養指導

株式会社グッテ代表取締役社長／米国登録栄養士 ● みやざき・たくろう
宮﨑拓郎

機能強化型認定栄養ケア・ステーション鈴鹿代表／
ナフス株式会社栄養開発室室長 ● なかひがし・まき
中東真紀

クローン病患者の栄養指導のポイント

●身体計測・血液検査項目の確認と使用する指導媒体

　クローン病は、慢性的な炎症を背景に活動期（再燃期）と寛解期をくり返す疾患であり、活動期と寛解期で食事療法は異なります。活動期は、炎症を悪化させないために消化管の負担を少なくして、回復を促進する食事（高たんぱく質[1]、低脂質、低食物繊維食）が必要となります。一方、寛解期は合併症や消化器症状の発生に注意しつつ、食物繊維などを含めた栄養バランスのよい食事[2]をめざします。

　身体計測・血液検査項目では、活動期・寛解期ともに体重や体重変化率、栄養に焦点をあてた身体所見をもとにした低栄養の判定が重要です。血液検査項目としては、炎症の指標である赤血球沈降速度（赤沈）、CRP、白血球数（WBC）、血小板数（PLT）に加え、栄養状態の指標である総コレステロール（Tcho）や総たんぱく（TP）、アルブミン（Alb）、貧血の指標である赤血球数（RBC）やヘモグロビン（Hb）などを確認します。そのほか、薬剤の副作用の有無は肝・腎機能などの項目を用いて確認します。

●重要な合併症と栄養指導時の注意点

　クローン病では腸管穿孔、大量出血、痔瘻など合併症も多岐にわたります。食事・栄養に関連する代表的な合併症としては、狭窄、短腸症候群があります。狭窄リスクがある場合は、寛解期においても低残渣食、とくに不溶性食物繊維の摂取に注意して、野菜などはやわらかくして細かくきざみ、消化しやすいように調理しましょう。短腸症候群では、術後中心静脈栄養（total parenteral nutrition；TPN）からはじまり、消化管の回復が良好な場合は、徐々に経腸栄養や通常の食事に移行します。

症例

●患者紹介

患者：Aさん、40歳代、女性、主婦。

家族構成：夫との2人暮らし。

主訴：クローン病の再燃。

診断：クローン病、短腸症候群、肛門周囲膿瘍、IgA腎症。

既往歴：クローン病、クローン病小腸狭窄型（中等症）、IgA腎症、肛門周囲膿瘍、短腸症候群。

身体所見：身長162.0cm、体重49.8kg、BMI 19.0kg/m^2、IBW 57.7kg、血圧98/62mmHg。

入院時検査データ：Tcho 82mg/dL、TP 5.2g/dL、Alb 3.4g/dL、Hb 9.2g/dL、Ht 30.7%、赤沈15mm、CRP 3.0mg/dL、WBC 7.3 × 10^3/μL、PLT 402 × 10^3/μL、RBC 4.03 × 10^6/μL、TT 97%、PT 73%。IgA腎症に関してはBUN 21mg/dL、Cre 0.6mg/dL、Na 139mEq/L、K 3.6mEq/L。検査値の推移は**表**のとおり。

患者背景：21年前にクローン病と診断。17年前に小腸狭窄型（中等症）と診断され、エレンタール®配合内用剤（以下エレンタール）による栄養療法で1日1,200kcal、メサラジン3g/日の投与開始となる。その後、数ヵ所に狭窄を認めたため、16年前に小腸拡張術が施行された。11年前に再燃のため緊急手術となり、小腸切除術を試行（4m切除）し、短腸症候群となる。その後、在宅TPNで管理中であったが、TPN離脱のために、テデュグルチド（レベスティブ®）皮下注を開始し、3ヵ月後には経腸栄養に移行した。現在はベドリズマブ（エンタイビオ®）とテデュグルチドの加療中であったが、発熱と腹痛のために入院となった。

●指導計画・目標 [3]

①クローン病活動期の食事療法

・消化管への負担が少ない低脂質・低食物繊維食が推奨される。食物繊維を摂取する場合は水溶性食物繊維が多く含まれる食材を選び、加熱や細かくきざむなど調理法を工夫し、消化管への負担を軽減する。

・炎症からの回復を目的とした高たんぱく質食 [1] が推奨される。

・必要エネルギー量は健常人と同程度である [1]。ただし体重減少などがみられる場合は、高エネルギー食も考慮する。

・鉄やビタミンD₃など微量栄養素の不足に注意し、必要に応じて鉄剤のサプリメン

表 ● 検査値の推移

項目（単位）	初回 （入院1日目）	3回目 （入院21日目）	4回目 （初回から2ヵ月後）
Tcho（mg/dL）	82	98	101
TP（g/dL）	5.2	5.6	6.0
Alb（g/dL）	3.4	3.6	3.9
Hb（g/dL）	9.2	9.7	9.8
Ht（%）	30.7	32.5	34.0
赤沈（mm）	15	13	11
CRP（mg/dL）	3.0	0.6	0.3
WBC（×10^3/μL）	7.3	7.1	6.7
PLT（×10^3/μL）	402	210	60
RBC（×10^6/μL）	4.03	4.20	4.10
TT（%）	97	80	81
PT（%）	73	55	53
IgA腎症			
BUN（mg/dL）	21	30	28
Cre（mg/dL）	0.6	0.6	0.68
Na（mEq/L）	139	141	138
K（mEq/L）	3.6	3.8	3.7

トなどで不足を補う。

・エレンタールなどの栄養剤が処方されている患者の場合、必要栄養量から栄養剤による摂取量を引いた栄養量を満たす献立を考える。

②クローン病寛解期の食事療法

・栄養バランスのよい食事を心がける。

・脂質総量の極端な制限を継続することについて、エビデンスは確立されていないといわれている[2]。脂質の種類に注意して飽和脂肪酸やトランス脂肪酸の摂取を減らし、ω3（n-3）系脂肪酸が含まれる魚介類などの摂取を増やす。

・食物繊維の摂取量とクローン病の再燃率に関連がみられるという報告[4]がある。消

化器症状に注意しながらも、食物繊維の摂取を徐々に増やしていくことが推奨される[2]。

③クローン病狭窄

・明確なエビデンスはないものの、一般的に狭窄では、低食物繊維食が寛解期においても推奨される。活動期同様に、野菜やくだものは加熱調理でやわらかくしたり、ブレンダーで細かくきざんだりするとよい。

④短腸症候群の食事療法

・残存する小腸の長さや切除部位などによって症状が異なる。一般的に術後1ヵ月程度まではTPNが行われ、小腸の消化吸収能力の回復に応じて経腸栄養へ移行する。問題なければ、術後1年ほどで経腸栄養と食事の併用を行う。

●実際の指導

登場人物紹介

患者Aさん　　　管理栄養士

初回指導（入院時）

 管理栄養士：Aさん、はじまして。管理栄養士のNです。本日は現在の状況と食事について話したいと思い、うかがいました。調子はいかがですか？

 Aさん：入院してエレンタールと点滴（末梢静脈栄養）[1] で絶食ですが、熱も下がったので早くご飯が食べたいです。

 管理栄養士：そうですね。腹痛と下血が少しあるようなので、治まってきたら食事開始になると思います。ふだんは、エレンタール4パックと軽い食事だと思いますが、エレンタールは夜間投与でしたね？

管理栄養士の ステップアップポイント①

慢性的な栄養障害患者に対しては、急速な高エネルギー投与によるリフィーディング症候群を避けるために血糖やリン、カリウム値をモニタリングします。クローン病の活動性評価指数CDAI（Crohn's disease activity index）や血清CRP値をみながら、静脈栄養をエレンタールに置き換えていきます。

Aさん：いいえ。最初のころは毎日夜間投与していましたが、最近は疲れがひどいため、2〜3パックをゆっくり1日かけて飲んでいます。食事は昼と夕のみで、間食をよくしています。

管理栄養士：貧血があるようなので、疲れますよね。エレンタールは、ゆっくり飲んでいければよいと思います。食物アレルギーやふだん自宅でひかえていたものはありますか？

Aさん：食物アレルギーはありませんが、ふだんは脂質の多い料理や牛肉、乳製品はひかえています。それ以外にお菓子をよく食べますが、クッキーやチョコレート、揚げ菓子は避けています。

管理栄養士：それはすばらしいですね。とてもよいと思います。好きな食べものや味つけの好みはありますか？

Aさん：脂質の少ないクラッカーやせんべい、和菓子などが好きです。脂質の入っていない小児用のせんべいなどは、間食によく食べています。ケーキや寿司が好きなのですが、少しは食べても大丈夫ですか？ 入院前、週1回は夫と一緒に寿司を食べに行っていました。私は少量を楽しんでゆっくり食べています。

管理栄養士：ケーキは生クリームやバターを使用しているので、できるだけ脂質の少ないシフォンケーキや、クローン病のための脂質をひかえたケーキをおすすめします。市販品ですが冷凍で入手できるものもあるため紹介しますね。寿司はよい選択ですね。ただ、生ものなので、症状があるときにはできる限り加熱調理したものを選んで食べてください。

Aさん：はい、わかりました。ありがとうございます。

 管理栄養士：それでは、今から体重と筋肉量などの身体計測をしますね。[②]

●身体計測の結果

身長 162.0cm、体重 49.6kg、BMI 18.9kg/m^2、IBW 57.7kg。上腕周囲長（AC）22cm（中央値26.4cm）83%。上腕三頭筋皮下脂肪厚（TSF）7mm（中央値15.5mm）。上腕筋囲（AMC）= 22 − (0.314 × 7) = 19.8cm（中央値21.09cm）94%。

➡軽度栄養障害（日本人の新身体計測基準値［JARD 2001］をもとに算出）。

●必要栄養量

エネルギー 30 〜 35kcal × 57.7kgIBW = 1,731 〜 2,020kcal。たんぱく質 1.0 〜 1.5g × 57.7kgIBW = 57.7 〜 86.6g。水分量 1,700 〜 2,000mL。

2回目指導（入院7日目）

 管理栄養士：本日より静脈栄養が外れてエレンタールが3パックになり、食事は昼・夕食の2食で開始します。昼食は五分粥とみそスープですが、ゆっくりかんで食べてくださいね。みそは白みそです。

 Aさん：腹痛もないので、楽しみにしています。白みそは甘くて大好きなのでうれしいです。エレンタールも飲めています。

 管理栄養士：腎症は安定していますが、うす味で対応させてください。1日の食塩量は6.0g以下なので、食べにくいようであれば、教えてくださいね。

 Aさん：ありがとうございます。大丈夫だと思います。

管理栄養士の ステップ アップ ポイント ②

現在は、入院中から絶食であり、末梢静脈栄養で管理中です。体重あたり30kcal/日以上で経過観察中としました。

ステップアップポイントがわかる栄養指導のすすめ方

管理栄養士：カリウムも正常値ですので、カリウム制限の必要はありません。本日より2日間は五分粥食で様子をみますが、調子がよければ全粥食にアップしていきますので、また教えてくださいね。

Aさん：はい、わかりました。楽しみにしています。

管理栄養士：また、体の回復のためにたんぱく質を意識してとるとよいと思います。豆腐や卵など、消化がよく食べやすいものから食事に取り入れていきましょう。

Aさん：そうなのですね。わかりました。

管理栄養士：では、身体計測をしますね。[3]

管理栄養士の
**ステップ
アップ
ポイント ③**

静脈栄養が外れるタイミングでは、患者の食欲や症状に合わせて、栄養と水分の摂取が必要量を満たしているかどうかをモニタリングすることが重要です。

●**身体計測の結果**

身長 162.0cm、体重 50.7kg、BMI 19.3kg/m^2、IBW 57.7kg。

●**必要栄養量**

エネルギー、たんぱく質、水分量は初回指導時と同じ。

◆**エレンタール3パック**：エネルギー 900kcal、たんぱく質 42.3g、脂質 1.5g、水分 750mL

食事：エネルギー 831 〜 1,120kcal、たんぱく質 15.4 〜 44.3g、脂質 18.5g、水分 950 〜 1,250mL

3回目指導（退院前、入院21日目）

●**身体計測の結果**

身長 162.0cm、体重 52.1kg、BMI 19.9kg/m^2、IBW 57.7kg。AC 22.5cm（中央値 26.4cm）85％、TSF 7mm（中央値 15.5mm）、AMC = 22.5 −（0.314 × 7）= 20.3cm（中央値 21.09cm）96％。

➡軽度栄養障害（JARD 2001 をもとに算出）。

●必要栄養量

エネルギー、たんぱく質、水分量は初回指導時と同じ。

◆**エレンタール 3 パック**：エネルギー 900kcal、たんぱく質 42.3g、脂質 1.5g、水分 750mL

食事：エネルギー 831 ～ 1,120kcal、たんぱく質 15.4 ～ 44.3g、脂質 18.5g、水分 950 ～ 1,250mL

◆**エレンタール 4 パック**：エネルギー 1,200kcal、たんぱく質 56.4g、脂質 2.0g、水分 1,000mL

食事：エネルギー 531 ～ 820kcal、たんぱく質 1.3 ～ 30.2g、脂質 18.0g、水分 700 ～ 1,000mL

 管理栄養士：体重も増えてきましたね。そろそろ退院が近づいてきたので、今日は退院後のくわしい食事内容について話します。

 A さん：朝から主治医の B 先生にも回診に来てもらいました。順調なので、退院できるのがうれしいです。でも、食事のことが心配なので、いろいろ教えてください。

 管理栄養士：はい、わかりました。B 先生から、A さんの場合は腸管が短いため、栄養分をしっかり吸収するためにエレンタールを毎日 4 パックとり、消化のよい食事を組み合わせるように指示されています。もともとエレンタールは 2 ～ 3 パックを 1 日かけてゆっくり飲んでいたということですが、4 パックをめざしていきましょう。A さんの食事計画表をつくってきたので、これをみながら説明しますね。

 A さん：よろしくお願いします。

 管理栄養士：朝は食事なしで、エレンタールはゆっくり時間をかけて飲んで腸管を休めてください。（食事計画表をみながら）この表は、昼・

夕食に適した食事内容になっています。Aさん
の1日の摂取量は、現在1,900～2,000kcal、
たんぱく質は80g程度なので、自宅では1日
2,000kcal、たんぱく質85gが摂取目標です。
エレンタールで1,200kcalが確保できるため、
4パック摂取できた場合の食事量は700～
800kcalです。

Aさん：エレンタールでお腹がいっぱいになる
ことがあります。3パックでもよいですか？

管理栄養士：はい、大丈夫です。その場合は、
消化管に負担をかけすぎないために食事で脂質
量を控えることが大切です。食事量はエネル
ギーが1,000～1,100kcalで、1食あたり
500kcalです。④

Aさん：目安はどのくらいでしょうか？

管理栄養士：脂質量の目安は1食あたり10～
15gなので、鶏肉はむね肉かささみを、魚は油
分の少ない白身魚を中心に食べてください。症
状が安定してきたら脂質の制限を徐々に緩和
し、魚などの健康的な脂質を食事に加えていく
ことができます。焦らず一歩ずつすすめていき
ましょう。食物繊維の制限はありません。ビタ
ミンやミネラルをしっかりとりたいので、野菜
やくだものもしっかり食べてくださいね。消化
管への負担の観点から、消化管が慣れるまでは
繊維の多いセロリやごぼう、たけのこなどをひ
かえてください。食物繊維は消化器症状が出な
いことを確認しながら、徐々に増やしていきま
しょう。

管理栄養士の
ステップ
アップ
ポイント④
エレンタールが3パック
と4パックのときの食事
量と内容は、具体的にレ
シピや食事計画表を提示
しながら説明します。そ
うすることで、患者が退
院後に迷わずに食事療法
を続けられます。

4回目指導（初回から 2 ヵ月後、退院後 14 日目）

管理栄養士：こんにちは。その後の調子はいかがですか？ 今日も先に、身体計測をしますね。検査値もみせてもらいました。順調ですね。

Aさん：ありがとうございます！ お腹の調子もよいです。

●身体計測の結果

身長 162.0cm、体重 53.4kg、BMI 20.3kg/m^2、IBW 57.7kg。AC 22.8cm（中央値 26.4cm）86％、TSF 10mm（中央値 15.5mm）、AMC（上腕筋囲）= 22 − (0.314 × 10) = 18.9cm（中央値 21.09cm）90％。

➡軽度栄養障害（JARD 2001 をもとに算出）。

●必要栄養量

エネルギー、たんぱく質は初回指導時と同じ。

管理栄養士：体重も安定しているので、もう少し摂取量を増やしていきましょう。⑤

Aさん：ありがとうございます。家事も少しずつですができています。エレンタールも 4 パック飲んでいます。

管理栄養士：エレンタールを 4 パック飲めているので、脂質量を少し増やすことができますね。魚も、さばやさんまなどの青魚を半分量から取り入れても大丈夫ですよ。

Aさん：それはうれしいです。お腹の調子もよいので、以前好きだった肉や魚料理にもチャレンジしてみたいと思うのですが、大丈夫でしょうか？

管理栄養士：すばらしいですね。脂質については、牛肉や豚肉に多く含まれる飽和脂肪酸という脂質を避けて、炎症にもよいω3系脂肪酸が含まれる魚などを食べることがポイントです。

管理栄養士の ステップ アップ ポイント ⑤
身体測定と検査値をモニタリングしながら、食事量を加減していきます。

ステップアップポイントがわかる栄養指導のすすめ方

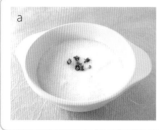 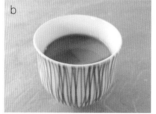 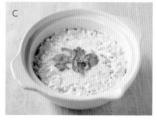

図 ● 在宅でのクローン病患者の食事例
a. じゃがいもの豆乳スープ、b. 茶碗蒸し、c. 卵入り雑炊

肉類を食べたい場合は、皮を取り除いた鶏肉などの脂質が少ないものを煮たりして、やわらかく消化しやすくすることが大切です。魚については、Aさんが好きな寿司もよいですし、煮魚なども比較的食べやすいと思います。肉も魚も、少量からゆっくりとよくかんで食べることを意識してください。そのほかにも、このような食事がおすすめです（図をみせる）。⑥

 Aさん：はい、わかりました！

管理栄養士のステップアップポイント⑥

炎症が治まった後は、食べられる食材を徐々に増やしていくことで、患者の食事療法へ取り組むモチベーションも上がります。

症例の考察

　本症例では、治療の経過とともに炎症関連検査値が正常範囲に戻り、栄養関連指標が改善していることがわかります（表）。Aさんはクローン病に短腸症候群を合併していることから、栄養剤の適切な調整と回復に応じた食事の再導入がポイントとなりました。とくに活動期と寛解期では、食事の目的と各栄養素の目標摂取量が異なることを理解するのが大切です。またクローン病患者では、寛解期においても再燃をおそれて食事に恐怖心を抱く人がいますが、過度な食事制限は体重減少や生活の質（quality of life；QOL）の低下につながります。患者と信頼関係を築きながら、食事摂取の背景にある感情や思いを踏まえ、患者に寄り添いながら食事指導を行うことが大切です。

●引用・参考文献・・

1) Bischoff, SC. et al. ESPEN practical guideline : Clinical nutrition in inflammatory bowel disease. Clin. Nutr. 39 (3), 2020, 632-53.
2) Levine, A. et al. Dietary guidance from the international organization for the study of inflammatory bowel diseases. Clin. Gastroenterol Hepatol. 18 (6), 2020, 1381-92.
3) 宮崎拓郎ほか. 潰瘍性大腸炎・クローン病の今すぐ使える安心レシピ：科学的根拠にもとづく，症状に応じた食事と栄養. 東京，講談社，2021，144p.
4) Brotherton, CS. et al. Avoidance of fiber is associated with greater risk of Crohn's disease flare in a 6-month period. Clin. Gastroenterol Hepatol. 14 (8), 2016, 1130-6.

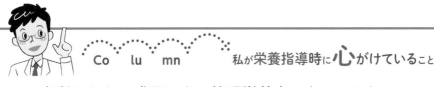

Column　私が栄養指導時に心がけていること

患者とともに成長できる管理栄養士であってほしい

　クローン病の場合、新しい治療方法や術式の変化が激しく、それに合わせた栄養管理が必要となります。そのため、つねに学会に参加したり論文などを読み込んだりして、最新情報を入手することが重要です。また、患者個々の重症度や炎症部位を把握してケアすることが大切です。難病患者は、管理栄養士よりも自分の疾患をよく勉強していることが多いです。栄養指導の前には、しっかり学習しておくことと、知らないことは医師に相談して患者と一緒に学ぶことも必要です。クローン病と一生つき合うことになる患者とともに成長できる管理栄養士であってほしいです。

資料ダウンロード方法

本書の資料は、WEB ページからダウンロードすることができます。以下の手順でアクセスしてください。

■メディカ ID（旧メディカパスポート）未登録の場合

メディカ出版コンテンツサービスサイト「ログイン」ページにアクセスし、「初めての方」から会員登録（無料）を行った後、下記の手順にお進みください。

https://database.medica.co.jp/login/

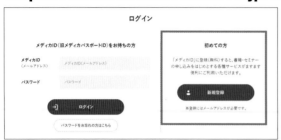

■メディカ ID（旧メディカパスポート）ご登録済の場合

① メディカ出版コンテンツサービスサイト「マイページ」にアクセスし、メディカ ID でログイン後、下記のロック解除キーを入力し「送信」ボタンを押してください。

https://database.medica.co.jp/mypage/

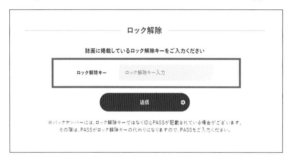

② 送信すると、「ロックが解除されました」と表示が出ます。「ファイル」ボタンを押して、一覧表示へ移動してください。

③ ダウンロードしたい資料のサムネイルを押すと「ダウンロード」ボタンが表示され、資料のダウンロードが可能になります。

ロック解除キー　　2dF2YsuK

第 **4** 章

ダウンロードできる
患者記録用シート

患者記録用シート一覧と使い方

東京医療保健大学医療保健学部医療栄養学科准教授 ● 北島幸枝
（きたじま・ゆきえ）

　患者記録用シート（pdf）のダウンロード方法は **164 ページ**を参照してください。データは B5 サイズで作成しています。記入しやすいように、適宜、用紙サイズに合わせて拡大してください。

●食生活調査票…167 ページ

　患者本人に記入してもらうものですが、管理栄養士が聞きとりしながら記入しても構いません。

●食事調査用紙…168 ページ

　1 枚で 1 日分です。食事調査期間に応じて必要枚数を渡してください。

●食事調査用紙　記入例…169 ページ

　168 ページの「食事調査用紙」の記入例です。患者への説明時に使用してください。

●体重管理表…170 ページ

　1 枚で 1 ヵ月分です。B4 サイズ、A3 サイズに拡大して使用してください。

●血糖管理表（2 週間）…171 ページ

　1 枚で 2 週間分です。両面印刷することで、1 ヵ月分の記録ができます。高齢者向けのシートです。

●透析生活管理チェックシート…172 ページ

　1 枚で 1 週間分です。

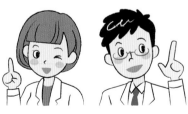

食生活調査票

記入日：　　　年　　　月　　　日

カルテ No. ＿＿＿＿＿＿＿＿＿＿＿＿＿＿＿

ふりがな
氏名：＿＿＿＿＿＿＿＿＿＿＿＿＿＿＿＿＿

生年月日：　　　年　　　月　　　日（　　歳）

1. 家族構成

2. 職業（なし・あり：　　　　　　　）就労日：　　　　就労時間：

3. 調理担当者

4. 食事回数（朝食　昼食　夕食　間食　　　　　　　　　　　　　　）

5. 咀嚼・嚥下（問題なし・咀嚼しづらいものがある・飲み込みづらいときがある）

6. 口腔環境（全部自分の歯・一部入れ歯・総入れ歯・未治療の歯がある）

7. 歯科受診（定期受診・未受診）

8. 食欲（良好・あまりない・食欲なし：いつごろから　　　　　　　　）

9. 惣菜・冷凍食品・加工食品の利用（なし・あり：頻度　　　　　　　）

10. 外食頻度

11. 嗜好飲料の摂取（なし・あり：頻度　　　　　　　　　　　　　　）

12. アルコール飲料の摂取（なし・あり：頻度　　　　　　　　　　　）

13. 健康食品・サプリメントの利用（なし・あり：内容　　　　　　　）

14. 運動習慣（なし・あり：内容・時間・頻度　　　　　　　　　　　）

15. 喫煙（なし・あり：量　　　　　　　　　　　　　　　　　　　　）

16. その他

記入者：＿＿＿＿＿＿＿＿＿＿＿

食事調査用紙

調査日：　　　年　　月　　日（　　）　　　　　　　お名前：

朝食（自宅・惣菜中心・外食）

時間：　：

料理名	食品名	量

飲みもの

種類（水・お茶など）		

間食

時間		
食品名や内容		量

昼食（自宅・惣菜中心・外食）

時間：　：

料理名	食品名	量

飲みもの

種類（水・お茶など）		

間食

時間		
食品名や内容		量

夕食（自宅・惣菜中心・外食）

時間：　：

料理名	食品名	量

飲みもの

種類（水・お茶など）		

間食

時間		
食品名や内容		量

食事調査用紙　記入例

調査日：　2022 年 9 月 1 日（木）　　　　　お名前：

当てはまる食事を選んでください。

朝食（自宅・惣菜中心・外食）　時間：

料理名	食品名	量
トースト	食パン	5枚切り1枚
	マーガリン	大さじ1
	いちごジャム	小さじ1
目玉焼き	卵	Mサイズ1個
	油	大さじ1
	こしょう	少々
サラダ	トマト	20g
	きゅうり	15g
	レタス	7g
	ごまドレッシング	大さじ1
くだもの	りんご	1/4個

飲みもの（水・お茶など）

種類	量
牛乳	200g

間食　時間：

食品名や内容	量
菓子パン（菓子パン）	小1個
紅茶	1杯

昼食（自宅・惣菜中心・外食）　時間：

料理名	食品名	量

飲みもの（水・お茶など）

種類	量

間食　時間：

食品名や内容	量

夕食（自宅・惣菜中心・外食）　時間：

料理名	食品名	量

飲みもの（水・お茶など）

種類	量

間食　時間：

食品名や内容	量

（注記）
- 重さを量れない場合は、目安量など、わかる範囲内で記入してください。
- 使用した調味料やその量も、わかる範囲内で記入してください。
- コンビニエンスストアの商品やスーパーマーケットの惣菜で、食品ラベルがついているものは、それを貼りつけてもよいです。
- 食事のときに飲んだもの（水、牛乳、紅茶、コーヒー、ジュースなど）を記入してください。砂糖やシロップを入れた際は、忘れないように記入しましょう。
- おやつや、食事外で食べたものを記入してください。

第1章　第2章　第3章　第4章

ダウンロードできる患者記録用シート

体重管理表

名前　　　　　　　　　　　月

	日	1	2	3	4	5	6	7	8	9	10	11	12	13	14	15	16	17	18	19	20	21	22	23	24	25	26	27	28	29	30	31
	曜日																																
体重を量る時間		起床／夕食直後／食後																															
体重グラフ	kg																															
	kg																															
	kg																															
今の体重	kg																															
	kg																															
	kg																															
今月の目標体重（　）kg	kg																															
	kg																															
体調（○・△・×）																																	
歩数																																	
食事時間（○・△・×）																																	
間食（○・△・×）																																	
目標など（○・△・×）①																																	
②																																	
③																																	
④																																	
メモ（出来事・旅行・イベントなど）																																	

血糖管理表（2 週間）

食前血糖値により単位を変更した場合は表に記入しましょう

インスリン単位（基本）　朝　　昼　　夕

曜日 日にち		例 9／1	日 ／	月 ／	火 ／	水 ／	木 ／	金 ／	土 ／
朝	食前	120							
	食後 2 時間	220							
昼	食前	150							
	食後 2 時間	—							
夕	食前	250							
	食後 2 時間	—							
食生活 フィード バック	血糖値の変動が 大きい場合、食 生活を振り返り ましょう	夕食前にバナナ を食べた							

曜日 日にち		例 9／1	日 ／	月 ／	火 ／	水 ／	木 ／	金 ／	土 ／
朝	食前	240							
	食後 2 時間	220							
昼	食前	140							
	食後 2 時間	—							
夕	食前	180							
	食後 2 時間	—							
食生活 フィード バック	血糖値の変動が 大きい場合、食 生活を振り返り ましょう	夕食が遅かった （チャーハン、ビ ール、フライド ポテト）							

透析生活管理チェックシート

		透析後							週末透析前
	曜日 日にち	／	／	／	／	／	／	／	／
	シャントの状態 (○)								
体温	朝		℃	℃	℃	℃	℃	℃	℃
	夕	℃	℃	℃	℃	℃	℃	℃	℃
血圧	朝								
	昼								
	夕								
体重	体重	kg	kg	kg	kg	kg	kg	kg	kg
	体重増加量	＋	＋kg	＋kg	＋kg	＋kg	＋kg	＋kg	＋kg
	帰宅時体重								
血糖	朝								
	昼								
	夕								
服薬 (○・△・×)									
運動	実施の有無や歩数								

索引

NutritionCare 2020年冬季増刊

栄養管理業務と院内交渉は これ1冊におまかせ!

管理栄養士のおしごと おたすけツールBOOK

試し読みが できます!

メディカ出版 オンラインストア

東京医療保健大学医療保健学部医療栄養学科准教授
北島 幸枝 編著

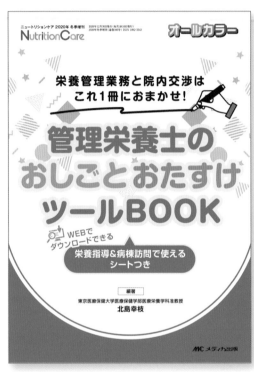

生きることと直結する大切な「栄養」を担うプロとして、患者・多職種に必要とされる管理栄養士が学ぶべき栄養管理業務や院内調整の方法などを経験豊富な執筆陣が解説する。病棟業務に必要なツール類はWEBでダウンロードが可能。勇気を出して厨房から病棟へ出るときに必要な情報をまとめた一冊!

定価3,080円(本体+税10%) B5判／168頁　ISBN978-4-8404-7147-3

内容

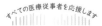
すべての医療従事者を応援します
MC メディカ出版

NutritionCare 2021年秋季増刊

入院時食事療養と
給食経営管理の基礎と実践

試し読みが
できます！

メディカ出版 オンラインストア

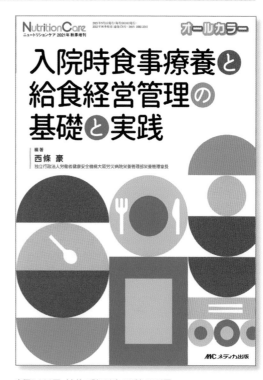

独立行政法人労働者健康安全機構大阪労災病院

栄養管理部栄養管理室長　**西條 豪** 編著

病院管理栄養士の重要な業務の一つに「栄養」という付加価値を加えた食事の提供がある。管理栄養士に給食提供業務における理解がなく、共通知識・認識が構築されていなければ、患者に適切な栄養管理を行うことはできない。新人教育やガイダンス資料、業務の振り返りにも活用できる病院給食提供の決定版。

定価3,080円（本体＋税10%）B5判／176頁　ISBN978-4-8404-7480-1

すべての医療従事者を応援します MC メディカ出版

★増刊への感想・提案

　このたびは本増刊をご購読いただき、まことにありがとうございました。編集室では今後も、より皆さまのお役に立てる増刊の刊行を目指してまいります。つきましては本書に関するご感想・ご提案などがございましたら、当編集室までお寄せください。また、掲載内容につきましてのご質問などがございましたらお問い合わせください。

★連絡先

〒 532-8588　大阪市淀川区宮原 3-4-30 ニッセイ新大阪ビル 16F
株式会社メディカ出版「ニュートリションケア編集室」
E-mail：nutrition@medica.co.jp

The Japanese Journal of Nutrition Care　　ニュートリションケア 2022 年冬季増刊（通巻 196 号）

患者が変わる！ 効果がでる！
栄養指導ステップアップ BOOK

2022 年 12 月 30 日発行	編　著	北島 幸枝
	発 行 人	長谷川 翔
	編集担当	西川雅子・富園千夏
	編集協力	吉井有美・木林千佳・加藤明子
	組　版	稲田みゆき
	発 行 所	株式会社メディカ出版
		〒 532-8588　大阪市淀川区宮原 3-4-30
		ニッセイ新大阪ビル 16F
		編集　　　　　電話：06-6398-5048
		お客様センター　電話：0120-276-115
		E-mail　nutrition@medica.co.jp
		URL　https://www.medica.co.jp
	広告窓口	総広告代理店　(株)メディカ・アド　電話：03-5776-1853
	デザイン	松橋洋子
	イラスト	中村恵子
定価（本体 2,800 円＋税）	印刷製本	株式会社シナノ パブリッシング プレス

ISBN978-4-8404-7791-8　　　　　　　　乱丁・落丁がありましたら、お取り替えいたします。
無断転載を禁ず。
Printed and bound in Japan